Sirivati Venkatesh
Kailasam Murugavel
Arumugam Kumaresan

Melhoria da qualidade do sémen pós-descongelamento em touros Ongole.

Sirivati Venkatesh
Kailasam Murugavel
Arumugam Kumaresan

Melhoria da qualidade do sémen pós-descongelamento em touros Ongole.

-Ao suplementar os antioxidantes no Extender

ScienciaScripts

Imprint
Any brand names and product names mentioned in this book are subject to trademark, brand or patent protection and are trademarks or registered trademarks of their respective holders. The use of brand names, product names, common names, trade names, product descriptions etc. even without a particular marking in this work is in no way to be construed to mean that such names may be regarded as unrestricted in respect of trademark and brand protection legislation and could thus be used by anyone.

Cover image: www.ingimage.com

This book is a translation from the original published under ISBN 978-620-8-17062-2.

Publisher:
Sciencia Scripts
is a trademark of
Dodo Books Indian Ocean Ltd. and OmniScriptum S.R.L publishing group

120 High Road, East Finchley, London, N2 9ED, United Kingdom
Str. Armeneasca 28/1, office 1, Chisinau MD-2012, Republic of Moldova, Europe
Managing Directors: Ieva Konstantinova, Victoria Ursu
info@omniscriptum.com

Printed at: see last page
ISBN: 978-620-8-50189-1

LISTA DE ABREVIATURAS

ROS	: Espécies reactivas de oxigénio
P^H	: Potencial do hidrogénio
ADN	: Ácido desoxirribonucleico
ARTE	: Tecnologia de reprodução assistida
IA	: Inseminação artificial
cAMP	: Monofosfato de adenosina cíclico
PUFA	: Ácidos gordos polinsaturados
H2O2	: Peróxido de hidrogénio
ATP	: Trifosfato de adenosina
NÃO	: Óxido nítrico
$O2^-$	: Anião superóxido
QUE	: Quercetina
µM	: Micro molar
NAC	: N-acetil-L-cisteína
GSH	: Glutatião reduzido
mM	: milimolar
MDA	: Malondialdeído
CFDA-AM	: Diacetato de carboxi-fluoresceína acetoxi-
metilo PI	iodeto de propídio: iodeto de propídio
PNA	: Aglutinina de amendoim

FITC-PNA : Aglutinina de amendoim conjugada com isotiocianato de fluoresceína

PSA : Aglutinina de Pisum sativum

LCA : Aglutinina de Lens culinaris

Ca^{+2} : Iões de cálcio

AR : Reação de acrossoma

IP3 : Inositol trisfosfato

MMP : Potencial da membrana mitocondrial

UCP2 : Proteína desacopladora 2

mROS : Espécies reactivas de oxigénio específicas das mitocôndrias

TALP : Albumina de Tyrode piruvato de lactato

NaCl : Cloreto de sódio

HEPES : Ácido 4-(2-hidroxietil)-1-piperazina-etanossulfónico

KCl : Cloreto de potássio

EDTA : Ácido etilenodiamino tetra-acético

MgCl2.6H2O : Cloreto de magnésio
NaH2PO4.2H2O : Di-hidrogenofosfato de
sódio C3H5NaO3 Lactato de sódio
CaCl2.2H2O : Cloreto de cálcio

NaHCO3 : Bicarbonato de sódio

IU : Unidades internacionais

gms : Gramas

ml : Mililitro

TEYG : Extensor de glicerol de gema de ovo Tris

mg : miligrama

MW : Peso molecular

rpm : Rotações por minuto

μL : Microlitro

% : Percentagem

°C : Grau centígrado

DABCO : Diazabiciclooctano

Fluo-3 AM : Éster acetoximetil fluorescente

Filtro FITC : Filtro de isotiocianato de fluoresceína

Filtro TRITC : Tetrametil rodamina

JC-1 : Iodeto de tetracloro tetra etil benzimi-dazoil carbocianina

MitoSOX : Superóxido específico das mitocôndrias

SPSS : Pacote estatístico para ciências sociais

ANOVA : Análise de Variância

SE : Erro padrão

IA : Integridade Acrosomal

n : número de observações

RESUMO

O declínio da eficiência reprodutiva no gado leiteiro, atribuído em parte à redução da fertilidade do touro, sublinha a importância de abordar a qualidade do sémen. Este estudo investigou o impacto da suplementação antioxidante na qualidade do esperma pós-descongelamento e nos atributos funcionais em touros Ongole com baixa congelabilidade do sémen. Amostras de sémen de doze touros Ongole (seis de alta congelabilidade e seis de baixa congelabilidade) foram analisadas quanto aos atributos funcionais do esperma pós-descongelamento, incluindo motilidade, viabilidade, integridade acrosomal, nível de cálcio intracelular, potencial de membrana mitocondrial e espécies reactivas de oxigénio específicas das mitocôndrias dos espermatozóides. O sémen de baixa congelabilidade foi suplementado com três antioxidantes (Quercetina-50µM, N-Acetil-L-Cisteína-1mM e Taurina-20mM) e a combinação dos três (Quercetina+ N-Acetil-L-Cisteína + Taurina) para avaliar os seus efeitos. Para efeitos de comparação, o sémen de alta congelabilidade foi criopreservado com um extensor normal sem qualquer suplemento.

Os resultados mostraram que o sémen de touro de alta congelabilidade foi significativamente ($p < 0,05$) superior ao sémen de touro de baixa congelabilidade nos atributos funcionais do esperma pós-descongelamento, exceto a integridade acrosomal. No caso do sémen de touro de baixa congelabilidade, entre os grupos suplementados, a quercetina melhorou significativamente a qualidade do esperma pós-descongelamento, colocando-o a par do sémen de alta congelabilidade seguido de uma combinação de três aditivos e N-acetil-L-cisteína. Especificamente, a suplementação com quercetina levou a um aumento significativo ($p <0,05$) nos atributos funcionais do esperma pós-descongelamento, exceto no nível de cálcio intracelular dos espermatozóides. Notavelmente, a suplementação com taurina mostrou valores significativamente ($p <0,05$) mais baixos nos atributos funcionais dos espermatozóides, exceto nas espécies reativas de oxigênio específicas das mitocôndrias dos espermatozóides. Os resultados sugerem que a suplementação de quercetina no extensor poderia reduzir a taxa de rejeição de sémen e as taxas de abate de touros valiosos como o touro Ongole, mitigando assim as perdas económicas na estação de sémen.

ÍNDICE

CAPÍTULO -1

Introdução

1. INTRODUÇÃO

A redução da eficiência reprodutiva do gado leiteiro tornou-se um desafio global (Barkema *et al.*, 2015). Embora tanto a mãe como o pai contribuam para o sucesso reprodutivo, grande parte da investigação sobre gado leiteiro tem-se centrado na fertilidade das vacas. A fertilidade dos touros, por outro lado, tem recebido muito menos atenção (Butler *et al.*, 2020). De acordo com um estudo recente, a infertilidade ou subfertilidade dos touros é responsável por uma grande parte dos fracassos reprodutivos nos bovinos leiteiros (Karanwal *et al.,* 2023). Apesar do facto de os touros produzirem muitos espermatozóides com caraterísticas normais de função espermática, alguns touros podem, de facto, ser subférteis.

Enquanto as tecnologias de reprodução assistida ainda são incipientes nos países em desenvolvimento, onde a inseminação artificial e a criopreservação de sémen são as principais influências nas estratégias reprodutivas dos bovinos (Bailey *et al.*, 2003), estas técnicas predominam criação de gado leiteiro em regiões desenvolvidas (Lonergan, 2018). A integração da criopreservação e da inseminação artificial acelerou os avanços na produção de gado e nas caraterísticas fenotípicas a taxas anteriormente sem paralelo (Yangngam *et al.*, 2021). O sucesso da inseminação artificial é notavelmente influenciado pela eficácia da criopreservação do sémen (Prasetyowati *et al.*, 2021). A utilidade da criopreservação do sémen facilita o armazenamento prolongado, a propagação genética de caraterísticas superiores ao longo das gerações e facilita o transporte a grandes distâncias (Veerkamp e Beerda, 2007). A utilização de sémen congelado-descongelado permite um momento ótimo de inseminação sem necessitar da presença imediata do macho reprodutor.

Além disso, a criopreservação é fundamental para a gestão de repositórios de germoplasma, apoiando a conservação da biodiversidade e salvaguardando espécies ameaçadas de extinção (Fickel *et al.*, 2007). No entanto, a utilização eficaz de germoplasma masculino superior através da criopreservação depara-se com desafios, nomeadamente a diminuição da qualidade e da fertilidade do sémen atribuída a tensões fisiológicas e mecânicas e as alterações estruturais resultantes nas células espermáticas. Nomeadamente, uma fração significativa de espermatozóides sofre um comprometimento da qualidade durante a criopreservação, mesmo quando se seguem protocolos rigorosos, culminando na produção excessiva de espécies reactivas de oxigénio (ROS) (Bailey *et al.*, 2003). Como resultado, podem surgir manifestações de sub-fertilidade devido a perturbações na produção de sémen, abrangendo a diminuição ou perda completa da motilidade dos espermatozóides devido a insultos de criopreservação (Dirami *et al.*, 2013).

O local primário de vulnerabilidade durante a criopreservação é a membrana plasmática da célula espermática, sujeita à peroxidação lipídica induzida por ROS e ao efluxo de colesterol, perturbando assim a sua composição lipídica. Estressores cumulativos, incluindo peroxidação lipídica, cristalização de gelo, alterações de pH e desequilíbrios osmóticos, comprometem a motilidade do esperma, a integridade da membrana e a integridade do DNA, prejudicando o potencial de fertilização (Kinkar *et al.*, 2020). Investigações anteriores exploraram o enriquecimento de meios de criopreservação com antioxidantes, tanto enzimáticos quanto não enzimáticos, resultando em melhor qualidade de esperma pós-descongelamento, mitigando impactos estruturais e funcionais prejudiciais (Yanez-Ortiz *et al.*, 2022).

A composição ideal do meio de criopreservação é crucial para preservar a qualidade do sémen pós-descongelamento (Sheshtawy *et al.*, 2015; Yimer *et al.*, 2015; Patel *et al.*, 2017). As limitadas reservas endógenas de antioxidantes nos espermatozóides não conseguem fornecer proteção adequada contra a elevada produção de ROS resultante dos procedimentos de criopreservação (Mazzilli *et al.*, 1995). A investigação em curso visa desenvolver extensores eficientes e económicos, adicionando aditivos ao sémen para melhorar a qualidade do esperma e mitigar os danos induzidos pela criopreservação (Layek *et al.*, 2016). Aproximadamente 40-50% dos espermatozóides podem não sobreviver à criopreservação, mesmo com protocolos optimizados, destacando a inferioridade dos espermatozóides pós-descongelamento em comparação com o sémen fresco (Bansal e Bilaspuri, 2010; Yoon *et al.*, 2016). As estratégias incluem abordagens ofensivas e defensivas, com a suplementação do extensor de sémen a emergir como uma intervenção promissora (Prastiya *et al.*, 2023). A integração de antioxidantes exógenos em extensores foi comprovada como benéfica na preservação da qualidade do esperma (Rizkallah *et al.*, 2022; Dalal *et al.*, 2022).

Durante a congelação, os espermatozóides de determinados touros apresentam uma elevada sensibilidade ao stress oxidativo, resultando numa motilidade pós-descongelação inadequada. As amostras de sémen destes touros são normalmente rejeitadas ou descartadas e, se o problema persistir, estes touros são eliminados ou retirados da estação de sémen. Para a utilização efectiva de germoplasma superior, é necessário minimizar a taxa de rejeição de ejaculados e a taxa de abate de touros valiosos (Shrivastava *et al.*, 2013). Além disso, observou-se que, em raças autóctones como o touro Ongole, uma grande percentagem de ejaculados foi descartada devido à fraca capacidade de congelação (Srinivas *et al.*, 2016). Como o stress oxidativo é um determinante crítico dos danos no ADN, encontrar formas de minimizar esse stress torna-se extremamente importante do ponto de vista terapêutico e económico (Aitken e Curry, 2011). A abordagem atual é baseada nas chamadas estratégias defensivas, nas quais diferentes suplementos são adicionados ao meio de congelamento para proteger os espermatozóides do criodano / estresse oxidativo (Stefan, 2023). Vários antioxidantes, proteínas e ácidos gordos são eficazes na redução dos níveis de ROS e na prevenção do declínio da motilidade dos espermatozóides durante o processamento. Existem relatórios disponíveis sobre o aumento da motilidade pós-descongelamento dos espermatozóides após a adição de antioxidantes no sémen de touros exóticos e cruzados (Dipti *et al.*, 2023). No entanto, os relatórios sobre a suplementação de antioxidantes no sémen para melhorar a motilidade pós-descongelamento em gado indígena são escassos (Srinivas *et al.*, 2016). Não existem estudos sobre os atributos funcionais detalhados do esperma, exceto a motilidade pós-descongelamento após a suplementação de antioxidantes no sémen do touro Ongole (Srinivas *et al.*, 2016). A motilidade pós-descongelamento nem sempre se correlaciona com a fertilidade dos espermatozóides (Sudano *et al.*, 2011). Portanto, a previsão da capacidade de fertilização dos espermatozóides com base na motilidade pós-descongelamento ainda é imprecisa, pois a fertilidade é governada por vários outros atributos funcionais dos espermatozóides (Sudano *et al.*, 2011).

Com este pano de fundo, o presente estudo foi realizado com os seguintes objectivos

1. Efeito da suplementação de antioxidantes selecionados na qualidade do esperma

pós-descongelamento.

2. Avaliação dos atributos funcionais do esperma pós-descongelamento em touros com alta e baixa congelabilidade do sémen.

CAPÍTULO - 2

Revisão da literatura

2. REVISÃO DA LITERATURA

2.1 Tecnologias de reprodução assistida (TRA)

A forma como os animais de criação são utilizados para a produção de carne e leite tem vindo a mudar nas últimas décadas. Novas biotecnologias foram criadas e aplicadas à indústria pecuária para aumentar a eficiência dos sistemas de produção de carne e de leite. Entre estas tecnologias encontram-se as que estão envolvidas na reprodução assistida. O objetivo final das tecnologias de reprodução assistida (ART) é o nascimento de descendentes saudáveis. As ART são definidas como qualquer técnica que interfira com as vias biológicas normais de eventos e/ou estruturas relacionadas com a reprodução, a fim de contribuir para o estabelecimento da gravidez com o objetivo final de produzir descendentes saudáveis numa fêmea bovina. Em geral, a TARV inclui a manipulação da fisiologia do aparelho reprodutor feminino, a inseminação artificial (IA), a produção in vitro de embriões, a fertilização assistida invitro, a clonagem, a transgénese e a sexagem de esperma.

2.2 Inseminação artificial (IA)

A nível mundial, a Inseminação Artificial (IA) tem sido o principal veículo para a melhoria da qualidade genética dos efectivos. Os riscos associados ao acasalamento natural, como a transmissão de doenças e problemas de libido, podem ser altamente controlados com o uso da IA (Vishmanath, 2003; Thibier, 2005). De acordo com Funk (2006), o potencial reprodutivo de machos valiosos foi maximizado pela combinação de IA com criopreservação de sémen sem limitações de tempo ou distância, de tal forma que um único touro pode produzir aproximadamente 50.000 descendentes num ano. A criopreservação de esperma tornou-se parte do procedimento de rotina para inseminação artificial e outras tecnologias de reprodução assistida, tanto em humanos como em animais.

2.3 Criopreservação do sémen

A criopreservação de sémen é uma forma de preservar o germoplasma (material genético) que tem aplicações na agricultura, na biotecnologia e na conservação de espécies ameaçadas (Holt, 1997; Andrabi e Maxwell, 2007). No sector da criação de animais, a criopreservação de germoplasma é utilizada para o melhoramento genético de espécies domésticas, para a preservação de raças raras e para o intercâmbio internacional de germoplasma (Holt, 1997). Atualmente, a criopreservação de sémen tem muitas aplicações biotecnológicas. Pode ser utilizada para resolver problemas de infertilidade, doenças, preservação do sémen e do ADN de espécies ameaçadas e conservação da biodiversidade. O sucesso da criopreservação do sémen aumenta as vantagens da IA em relação à reprodução natural. O armazenamento a longo prazo facilita o transporte do sémen a grandes distâncias, permite a quarentena do sémen e possibilita a utilização prolongada de germoplasma superior, mesmo após a morte do reprodutor. Para animais importantes, a criopreservação de sémen é uma indústria estabelecida em todo o mundo, particularmente para animais de criação.

2.4 Danos devidos à criopreservação

Para muitos mamíferos, a criopreservação efectiva do sémen não é uma realidade porque um grande número de espermatozóides é aparentemente infértil após a congelação e descongelação. Comparado ao fresco, oito vezes mais esperma bovino criopreservado foi necessário para alcançar taxas de fertilização equivalentes *in vivo* (Shannon e Vishwanath, 1995). Atualmente, é geralmente aceite que as consequências da crio-lesão do esperma causada pelo procedimento de criopreservação são o transporte prejudicado e a fraca sobrevivência no trato reprodutivo feminino (Salamon e Maxwell, 1995). O protocolo de criopreservação causa vários danos aos espermatozóides pela influência de vários factores, nomeadamente as mudanças dramáticas de temperatura, a submissão a stresses osmóticos e tóxicos derivados da exposição a concentrações molares de crioprotectores e, finalmente, a formação e dissolução de gelo no ambiente intracelular e extracelular (Medeiros *et al.,* 2002).

A criopreservação do esperma induz a formação de cristais de gelo intracelulares e a lesão osmótica e por arrefecimento que dá origem a vários danos no esperma, nomeadamente fratura citoplasmática, efeitos no citoesqueleto e estruturas relacionadas com o genoma (Isachenko, 2003). A permeabilidade da membrana é aumentada após o arrefecimento e isto pode ser uma consequência do aumento da fuga da membrana. A regulação do cálcio é afetada pelo arrefecimento, o que tem consequências graves para a função celular, incluindo a morte celular. A absorção de cálcio durante o arrefecimento influencia as alterações da capacitação e os eventos de fusão entre a membrana plasmática e a membrana acrossómica. A membrana do esperma é uma estrutura que sofre reorganização durante a capacitação. O choque frio reduz a permeabilidade das membranas à água e aos solutos e danifica as membranas acrossómicas (Purdy, 2006). As principais alterações que ocorrem durante a congelação são principalmente ultra-estruturais, bioquímicas e funcionais, o que prejudica o transporte e a sobrevivência dos espermatozóides no trato reprodutivo feminino e reduz a fertilidade nas espécies domésticas (Salamon e Leboeuf, 2000). Foram detectados danos maiores nas membranas plasmática e do acrossoma, na bainha mitocondrial e no axonema (Salamon e Leboeuf, 2000). No sémen congelado-descongelado, a motilidade das células espermáticas é melhor preservada do que a sua integridade morfológica. O plasma e as membranas externas do acrossoma são os mais sensíveis à criogenia.

2.5 Capacitação ou alterações semelhantes à criocapacitação durante a criopreservação

Vários investigadores relataram alterações nos espermatozóides criopreservados que são semelhantes às que ocorrem durante a capacitação (Bedford *et al.*, 2000 e Neild *et al.*, 1999), estas alterações são denominadas "alterações semelhantes à capacitação ou criocapacitação". Estas modificações semelhantes à capacitação podem reduzir o tempo de vida reprodutiva dos espermatozóides. Mudanças na estrutura e integridade da membrana plasmática parecem ser um componente importante associado à redução da fertilidade de espermatozóides congelados e descongelados (Sion *et al.*, 2004). No entanto, após a capacitação ou a criopreservação dos espermatozóides, há uma desintegração dos fosfolípidos da membrana plasmática. (Gadella *et al.*, 2002; De Vries *et al.*, 2003). A desintegração dos fosfolípidos está altamente correlacionada com o aumento da desordem lipídica da membrana plasmática (Gadella *et al.*, 2002). Watson (1995) sugeriu que a criopreservação induz modificações na membrana dos espermatozóides, tornando-os mais reactivos ao seu ambiente após a descongelação, de tal forma que os espermatozóides criopreservados se encontram num estado parcialmente capacitado. De facto, numerosos grupos relataram que os espermatozóides arrefecidos ou criopreservados exibem um comportamento semelhante ao da capacitação. O mecanismo pelo qual esta criocapacitação ocorre é totalmente compreendido e é complicado pelo facto de a capacitação normal ainda não ter sido elucidada.

A capacitação de espermatozóides de mamíferos está associada à reorganização da membrana plasmática da cabeça devido à redistribuição de fosfolípidos e à remoção de colesterol (Langlais e Roberts, 1985). Watson (1995) especulou que a criopreservação introduz uma modificação subletal da membrana do esperma, o que os torna mais sensíveis ao ambiente após a descongelação. Como descrito acima, o arrefecimento e a criopreservação também modificam a arquitetura e o comportamento da membrana do esperma. Da mesma forma, as alterações de membrana associadas à capacitação e ao arrefecimento ou criopreservação são evidentes. Em espermatozóides bovinos, um aumento no cálcio intracelular acompanha a capacitação induzida por heparina *in vitro* (Parrish *et al.,* 1999), embora seu mecanismo de entrada não seja claro. Como discutido anteriormente, pensa-se que a membrana restrita e a associação lipídica-proteica alterada favorecem o influxo de cálcio durante a criopreservação. Visconti e Kopf (1998) especularam que durante a capacitação, a modificação da membrana estimula a adenilil ciclase para iniciar a fosforilação da tirosina mediada por adenosina monofosfato cíclico (AMPc) da proteína do esperma. Para além disso, pensa-se que o nível elevado de cálcio do esperma desencadeia uma via de sinalização intracelular que tem sido associada à capacitação.

2.6 Stress oxidativo

O stress oxidativo pode afetar virtualmente todos os componentes celulares, incluindo lípidos, proteínas, ácidos nucleicos e hidratos de carbono, tornando-os susceptíveis a danos oxidativos (Agarwal *et al.,* 2004). Os espermatozóides são mais vulneráveis ao stress oxidativo porque as suas membranas plasmáticas são ricas em ácidos gordos polinsaturados (PUFA) e têm baixos níveis de enzimas antioxidantes citoplasmáticas. Os espermatozóides também criam ROS, especialmente durante o trânsito através do epidídimo, e estas células isoladas, tanto no trato genital masculino como no feminino, causam stress oxidativo através do seu metabolismo. No entanto, as células do esperma não possuem mecanismos de reparação do ADN (Sabeti *et al.*, 2016).

2.7 Espécies reactivas de oxigénio (ROS)

Os ERO são produtos do metabolismo celular normal. A maior parte da energia do organismo é produzida pela reação enzimática controlada do oxigénio com o hidrogénio na fosforilação oxidativa que ocorre nas mitocôndrias durante o metabolismo oxidativo. Durante esta redução enzimática do oxigénio para produzir energia, formam-se radicais livres (Valko *et al.*, 2007). Os termos "radical livre" e "ERO" são normalmente utilizados de forma intercambiável, apesar de nem todos os ERO serem radicais livres (Cheeseman e Slater, 1993). Por exemplo, o peróxido de hidrogénio (H_2O_2) é considerado um ERO, mas não é um radical livre, uma vez que não contém electrões desemparelhados. Além disso, existe uma subclasse de radicais livres derivados do azoto que inclui o óxido nitroso, o peroxinitrito, o anião nitroxilo e o ácido peroxinitroso. Os ROS são radicais livres que desempenham um papel significativo em muitos dos processos fisiológicos do esperma, como a capacitação, a hiperactivação e a fusão espermatozoide-oócito (Aitken *et al.*, 2004). Os espermatozóides são sensíveis ao stress oxidativo porque não possuem defesas citoplasmáticas. Além disso, a membrana plasmática do esperma contém lípidos sob a forma de ácidos gordos polinsaturados, que são vulneráveis ao ataque de ROS. As ERO, na presença de ácidos gordos polinsaturados, desencadeiam uma cadeia de reacções químicas denominada peroxidação lipídica. As ROS podem também danificar o ADN, provocando deleções, mutações e outros efeitos genéticos letais (Moustafa *et al.*, 2004; Tominaga *et al.*, 2004).

Os processos de criopreservação podem induzir a geração de espécies reactivas de oxigénio (ROS), levando a interações prejudiciais com a membrana plasmática dos espermatozóides, afectando subsequentemente a fertilidade (Pons-Rejraji *et al.*, 2009). O ciclo de congelamento/descongelamento amplifica ainda mais a produção de ROS, comprometendo a funcionalidade do esperma e contribuindo para a degradação dos espermatozóides (Bilodeau *et al.*, 2000). Níveis elevados de

ROS, associados à diminuição dos mecanismos de defesa dos espermatozóides, podem induzir danos não só na membrana plasmática, mas também na integridade do ADN, prejudicando assim a fertilidade dos espermatozóides e o potencial de desenvolvimento embrionário (Pons-Rejraji *et al.*, 2009). Notavelmente, a motilidade reduzida do esperma criopreservado após o descongelamento pode ser atribuída à estabilidade alterada da membrana plasmática, ao aumento da permeabilidade iónica da membrana e à produção elevada de ROS (Awda *et al.*, 2009). Este declínio na motilidade decorre principalmente da diminuição da produção de trifosfato de adenosina (ATP) (Armstrong *et al.*, 1999). Embora o sémen de touro bovino possua defesas inatas contra as ERO, estas defesas tornam-se insuficientes durante a fase crítica de stress de congelação-descongelação (Nichi *et al.*, 2006).

A criopreservação e o armazenamento do sémen modificam ainda mais a integridade da membrana mitocondrial dos espermatozóides e as cadeias de transporte de electrões residentes, levando à produção excessiva de ERO, incluindo peróxido de hidrogénio (H_2O_2), óxido nítrico (NO) e anião superóxido (O_2^-). Estas alterações influenciam a capacitação dos espermatozóides e as reacções de acrossoma (Liman *et al.*, 2022). Curiosamente, embora as ROS possam ser prejudiciais em excesso, elas também servem como mediadores essenciais para as funções normais do esperma quando presentes em quantidades controladas (Ros- Santaella e Pintus, 2021; Rath *et al.*, 2009). Os espermatozóides possuem três tipos de membranas distintas: plasmática, mitocondrial e acrossomal, cada uma rica em ácidos gordos polinsaturados, tornando-as altamente susceptíveis ao stress oxidativo, particularmente durante a criopreservação (Chelucci *et al.*, 2015). As reacções em cadeia de peroxidação lipídica contínua ocorrem de forma autónoma, com cada reação a gerar novas ROS, culminando, em última análise, em danos abrangentes na membrana plasmática dos espermatozóides (Kumaresan *et al.*, 2009; Insani *et al.*, 2014).

2.8 Congelabilidade do sémen

Durante a congelação, os espermatozóides de certos touros são altamente sensíveis ao stress oxidativo, levando a uma fraca motilidade pós-descongelação. As amostras de sémen destes touros são normalmente rejeitadas ou descartadas, e estes touros são eliminados da estação de sémen se o problema persistir por mais tempo.

Geralmente, os touros nas estações de sémen são categorizados em dois tipos com base na congelabilidade do sémen: touros de alta congelabilidade e touros de baixa congelabilidade. Em ambos os casos, a motilidade inicial (antes da congelação) é tipicamente superior a 70% (variando entre 70% e 100%). No entanto, após a congelação e descongelação, a motilidade pós-descongelação excede os 50% apenas no caso dos touros de alta congelação, tornando o seu sémen adequado para a inseminação artificial. Por outro lado, a motilidade pós-descongelamento do sémen de touros de baixa congelabilidade cai abaixo de 50%, resultando na sua eliminação na estação de sémen (Srinivas *et al.,* 2016).

2.9 Aditivos para o sémen

Os aditivos de sémen referem-se a agentes suplementares incorporados em extensores de sémen com o objetivo de aumentar a longevidade do sémen. Vários aditivos têm sido utilizados por diversos autores (Rahej *et al.,* 2018; Kinkar *et al.,* 2020; Nain *et al.,* 2023a) para melhorar a qualidade do sémen pós-descongelamento em bovinos leiteiros e búfalos (**Tabela 1**). Estes aditivos exibem predominantemente atributos antioxidantes, facilitando a eliminação e neutralização de radicais livres, protegendo assim as células espermáticas do comprometimento peroxidativo lipídico. Para além das suas capacidades antioxidantes, certos aditivos melhoram parâmetros como a motilidade dos espermatozóides, a estabilidade e a fertilidade geral. Avanços recentes na investigação levaram ao desenvolvimento de novos aditivos destinados a proteger os gâmetas masculinos dos efeitos prejudiciais associados à criopreservação (Andreea e Stela, 2010).

A incorporação de aditivos de sémen aumenta a longevidade do sémen sem induzir efeitos adversos, fortalecendo simultaneamente a integridade das membranas dos espermatozóides e inibindo a formação de cristais de gelo. Embora o fluido seminal contenha inerentemente várias entidades antioxidantes, incluindo catalase, glutationa peroxidase, superóxido dismutase e glutationa reduzida, concebidas para contrariar as espécies reactivas de oxigénio (ROS) em condições fisiológicas, as defesas antioxidantes intrínsecas dos espermatozóides permanecem relativamente frágeis. Consequentemente, as células germinativas apresentam uma maior vulnerabilidade ao stress oxidativo (Chaudhary *et al.,* 2022).

Tabela 1. Efeito de vários aditivos de sémen na qualidade do sémen pós-descongelamento em bovinos e búfalos

Não.	Autores	Aditivos e concentração de sémen	Raça/Espécie	Resultado
1	Nain *et al*., (2023b)	BHT (0,5 mM)	Murrah	Melhoria da motilidade pós-descongelamento
2	Chaudhary *et al.*, (2022)	Curcumina (25 µM)	Kankrej	
3	Kumar *et al.*, (2023)	Trealose (100 mM)	Surti	
4	Chung *et al.*, (2019)	Mel (1%)	Jersey	
5	Singh *et al.*, (2020)	Ácido ascórbico (5 mM)	Cruzamento de raças	
6	Bassuony *et al.*, (2023)	Extrato de limão, cebola e alho (30 µL/ml)	Búfalo	
7	Pytlík *et al.*, (2023)	Lipoproteínas de baixa densidade (8%)	Holstein	
8	Prastiya *et al*., (2023)	Extrato de chá verde (0,15 mg)	Bali	
9	Kumar *et al*., (2015)	Sericina (0,25-0,5%)	Murrah	
10	Abouelezz *et al*., (2016)	Ciclodextrinas carregadas com colesterol (5 mM)	Búfalo do Egito	
11	Tvrda *et al*., (2017)	Licopeno (1,5 mM/lit)	Simental	
12	Kumar *et al*., (2013)	Taurina (50 mM)	Karan Fries	
13	Tvrdá *et al*., (2016; 2014)	Quercetina (10, 50, 82,5, 100 µmol / lit)	Holstein	
14	Ahmed *et al*., (2019)	Quercetina (5, 10, 20, 150, 200 µmol / lit)	Nilli Ravi	
15	Ali *et al*., (2020)	N-acetil-L-cisteína (1 mM, 2 mM, 4 mM)	Holstein	

2.9.1 Antioxidantes

Os antioxidantes desempenham um papel fundamental na proteção dos espermatozóides contra danos oxidativos, que surgem de um desequilíbrio caracterizado por níveis elevados de agentes oxidantes dentro dos espermatozóides (Nain *et al.,* 2023a). O reforço dos diluentes de sémen com suplementos antioxidantes adequados torna-se imperativo para mitigar os danos induzidos por espécies reactivas de oxigénio (ROS) durante o processo de congelação-descongelação do sémen de touro (Khan *et al.*, 2021). Foi realizada uma infinidade de investigações sobre a incorporação de diversos antioxidantes em extensores para proteger os espermatozóides contra deficiências induzidas por ROS. A integração de antioxidantes exógenos nos extensores foi comprovada como benéfica na preservação da qualidade do esperma (Rizkallah *et al.*, 2022; Dalal *et al.*, 2022). As limitadas reservas endógenas de antioxidantes nos espermatozóides não conseguem fornecer proteção adequada contra a elevada produção de ROS resultante dos procedimentos de criopreservação (Mazzilli *et al.*, 1995).

Os antioxidantes avaliados anteriormente exerceram os seus efeitos principalmente através da eliminação direta ou indireta de radicais livres (Yeste, 2016). Além disso, para além da eliminação de radicais livres, é necessário que os aditivos possuam propriedades redutoras de metais, uma vez que os metais actuam como catalisadores em reacções oxidativas. Os metais redox-activos, como o ferro, o cobre e o crómio, participam no ciclo redox, enquanto os metais redox-inactivos, como o chumbo, o cádmio e o mercúrio, esgotam os antioxidantes primários e as enzimas das células (Ercal *et al.*, 2001). Em contrapartida, os extractos derivados de plantas, como a quercetina, oferecem antioxidantes naturais caracterizados por uma citotoxicidade reduzida em relação aos seus homólogos sintéticos (Khan *et al.*, 2017).

3.1 Efeitos da suplementação antioxidante no diluente sobre os espermatozóides durante a criopreservação

3.1.1 Quercetina

A quercetina (QUE) é um flavonoide natural presente em bagas, citrinos, chá, vinho tinto, cacau e cebolas vermelhas. Tem sido relatado que inibe a oxidação de outras moléculas e, por conseguinte, é classificada como um antioxidante *in vitro* (Maalik *et al.*, 2014). Contém uma estrutura química polifenólica que impede a oxidação in vitro, actuando como eliminador de radicais livres. Tem muitas actividades biológicas, incluindo a de ser um antioxidante. Estudos indicaram que a quercetina tem efeitos positivos no esperma fresco e após descongelação em diferentes tipos de animais (Gibb *et al.*, 2013). A adição de quercetina tem um efeito significativo na melhoria da viabilidade dos espermatozóides, reduzindo os danos do stress oxidativo e das espécies reactivas de oxigénio. A quercetina previne a peroxidação lipídica inibindo a produção de radicais livres com alfa-tocoferol para retardar a oxidação e estimular a expressão genética de enzimas como a glutationa s-transferase e a glucuronosil transferase. É um antioxidante capaz de eliminar espécies reactivas de oxigénio e radicais hidroxilo, mais eficaz contra a oxidação e as ERO do que a vitamina E ou a vitamina C. Os estudos também indicaram a necessidade de utilizar a quercetina em diluentes de sémen para muitos animais, incluindo carneiros (Maalik *et al.,* 2014).

Tvrda *et al.,* (2014) relataram que a quercetina como aditivo de sémen na criopreservação de sémen de bovinos exibiu caraterísticas antioxidantes que se traduziram numa redução significativa da produção intracelular de superóxido, particularmente notável nos tempos 12 h ($P< 0,01$ no caso de 100 µM QUE; $P <0,05$ em relação a 50 µM QUE) e 24 h ($P <0,001$). Tvrda (2016) relatou que o QUE exibe propriedades significativas de eliminação de ROS e quelação de metais que podem prevenir alterações nos espermatozóides causadas por ROS e preservar a funcionalidade das células reprodutivas masculinas na concentração de 50µM como aditivo de sémen na criopreservação de touros Holstein Friesian. Avdatek (2018) relatou que a quercetina a 82,7 µM pode ser adicionada na criopreservação de esperma de touro Holstein Friesian ao extensor Tris devido ao seu efeito positivo na integridade do DNA do esperma e nenhum efeito adverso nas motilidades progressivas e totais do esperma. El-Khawagah *et al.,* (2020) relataram que a suplementação de quercetina a 10µM resultou em um aumento significativo na motilidade progressiva pós-descongelamento do sêmen de búfalo ($p <0,05$).

3.1.2 N-acetil-L-cisteína (NAC)

A NAC possui propriedades antioxidantes/desintoxicantes. As suas acções antioxidantes ocorrem através de um de dois mecanismos. Ao nível intracelular, a NAC é um precursor da síntese do GSH (glutatião reduzido); a NAC penetra facilmente na célula onde é desacetilada para formar I-cisteína, apoiando a biossíntese do GSH. O segundo mecanismo situa-se ao nível extracelular, onde a NAC actua diretamente sobre os radicais oxidantes como nucleófilo. A NAC também aumenta a atividade da glutationa-S-transferase (Hussein, 2018). Forte efeito antioxidante do NAC demonstrando que este composto é capaz de proteger as células espermáticas de condições extremamente severas de estresse oxidativo quando um alto dano oxidativo é induzido. vários autores também demonstraram um efeito benéfico do NAC na motilidade e viabilidade dos espermatozóides (Bilodeau *et al.*, 2000; Hussein, 2018), dois parâmetros essenciais para ARTs. A razão para isso é que a acumulação de ROS medeia a peroxidação lipídica, desencadeando a degradação da membrana e induzindo a perda de fluidez com uma diminuição concomitante da motilidade e viabilidade dos espermatozóides (Wafa *et al.*, 2021).

Hussein (2018) relatou que o enriquecimento de Tris-Extender com NAC na concentração de 1,0 mM resultou em motilidade progressiva significativamente aumentada ($P <0,001$), habitabilidade ($P <0,0001$), permeabilidade da membrana espermática ($P <0,05$) e intacto do acrossoma espermático ($P <0,0001$); enquanto as anormalidades espermáticas eram mínimas ($P <0,0001$) em touros frísios locais. Ali e Banana (2020), relataram que a adição de NAC a 2mM ao Tris-Extender resultou em melhora significativa na viabilidade ($P \leq 0,05$), integridade da membrana espermática ($P \leq 0,01$) e integridade do acrossoma ($P \leq 0,05$) em touros Holstein. Wafa *et al.*, (2021) relataram que a adição de NAC a 1mM ao extensor de sêmen durante a criopreservação do esperma de búfalo egípcio resultou em melhor motilidade progressiva, vivacidade, anormalidade, dano ao acrossoma e integridade da membrana ($P <0,05$).

3.1.3 Taurina

A taurina é um aminoácido sulfónico que se encontra amplamente distribuído nos tecidos animais. Foi isolada pela primeira vez da bílis de boi em 1827 e mais tarde da bílis humana em 1846 (Marcinkiewicz e Kontny, 2014). Este composto tem muitos papéis biológicos, como a conjugação de ácidos biliares, a antioxidação, a osmorregulação, a estabilização da membrana e a modulação da sinalização (Bouckenooghe *et al.*, 2006). A taurina é naturalmente derivada da cisteína. A taurina ocorre naturalmente no peixe e na carne e também está presente no leite materno. A taurina funciona como um antioxidante, suprimindo a toxicidade do hipoclorito e do hipobromito produzidos fisiologicamente. Inibe igualmente a peroxidação lipídica e protege as células contra a acumulação de

ROS (Nadhem, 2019). A taurina, um crioprotector de esperma não permeável, teve efeitos benéficos nos espermatozóides durante a criopreservação, diminuindo os danos celulares (Foote, 2002).

Kumar *et al,* (2013) relataram que a suplementação de taurina em meios de criopreservação a uma concentração de 50mM resultou na qualidade do esperma em termos de motilidade pós-descongelamento ($P<0,05$), viabilidade espermática ($P<0.05$), diminuição dos espermatozóides capacitados ($P<0,05$), diminuição dos níveis de H_2O_2 ($P<0,05$), redução da peroxidação lipídica ($P<0,05$) e redução do nível de cálcio intracelular nos espermatozóides Karan Fries. Chikhaliya *et al.,* (2018) relataram que a taurina (50 mM) como aditivo de sémen, quando adicionada ao extensor de andromed, controla o stress oxidativo, conforme indicado por um aumento da glutationa redutase e um declínio no nível de malondialdeído (MDA) em todas as fases de criopreservação no sémen de touro Gir.

3.2 Atributos funcionais do esperma pós-descongelamento

Inicialmente, pensava-se que a motilidade dos espermatozóides era o principal requisito para a fertilidade e, ainda hoje, as estações de sémen de todo o país avaliam maioritariamente a qualidade das doses de sémen congelado apenas com base na motilidade do sémen pós-descongelamento. No entanto, a motilidade apenas ajuda o esperma a chegar ao local da fertilização, mas não garante a fertilização. As evidências acumuladas indicam que vários atributos fenotípicos e funcionais dos espermatozóides, para além da motilidade, são essenciais para a fertilidade. Estes incluem a integridade da membrana funcional, o potencial da membrana mitocondrial, a reação do acrossoma, a produção de ROS mitocondrial e o cálcio intracelular (Kumaresan *et al.,* 2005).

3.2.1 Motilidade progressiva pós-descongelamento dos espermatozóides

A motilidade progressiva pós-descongelamento é um dos parâmetros-chave da qualidade do sémen e é um determinante essencial da taxa de sucesso da fertilização (Lasley, 1951). A motilidade progressiva aumenta o transporte de espermatozóides através do trato reprodutivo feminino e é necessária para a fertilização (Yadav, 2016). A criopreservação do sémen afecta a motilidade dos espermatozóides de mamíferos devido ao aumento das moléculas de ROS através da peroxidação lipídica (Anzar *et al.*, 2010). Atualmente, a motilidade pós-descongelamento dos espermatozóides é considerada como um indicador do potencial de fertilização dos espermatozóides e é utilizada principalmente para o controlo de qualidade na indústria pecuária. Embora o número desejado de motilidade espermática pós-descongelamento seja um pré-requisito para que os espermatozóides atinjam o local de fertilização, não é o único parâmetro responsável pela fertilidade. A obtenção da conceção é influenciada pela integridade estrutural e funcional dos espermatozóides (Kumaresan, 2018).

Para a motilidade dos espermatozóides, é necessário adenosina trifosfato (ATP), que é produzida pelas mitocôndrias aerobicamente (10%) e pela glicólise anaeróbica (90%) na cauda dos espermatozóides (Marin *et al.*, 2003). A motilidade dos espermatozóides tem sido avaliada com base nos espermatozóides que mostram um movimento progressivo para a frente. A avaliação é baseada em exame microscópico ótico subjetivo. A motilidade dos espermatozóides pode ser avaliada visualmente sob microscopia de contraste e expressa em percentagem.

3.2.2 Integridade da membrana do esperma / Viabilidade dos espermatozóides

A membrana plasmática do esperma cobre toda a célula e actua como um limite. Também desempenha um papel na interação célula-a-célula, isto é, entre o espermatozoide e o oócito. A membrana plasmática cobre três compartimentos diferentes, nomeadamente, a membrana acrosomal externa, a porção pós-acrosomal da cabeça do espermatozoide e a porção média e principal. São utilizados diferentes testes para avaliar a integridade da membrana do esperma. A fluorometria computorizada pode avaliar a integridade da membrana de milhares de espermatozóides de uma só vez e produz uma correlação significativa com a fertilidade. A membrana plasmática é o principal local onde as lesões se desenvolvem durante a criopreservação. É a porção mais importante do espermatozoide porque a integridade e a atividade funcional da membrana são necessárias para manter o metabolismo e passar por etapas cruciais como a capacitação e a reação acrossomal.

O processo de criopreservação causa uma diminuição de aproximadamente 50-60% na viabilidade dos espermatozóides devido aos efeitos osmóticos e de temperatura e às alterações morfológicas que ocorrem na organização, fluidez, permeabilidade e composição lipídica das membranas dos espermatozóides. Estudos sobre a criopreservação de espermatozóides de mamíferos demonstram que as lesões são causadas durante o arrefecimento mas manifestam-se durante a descongelação (Chaveiro *et al.*, 2006). O diacetato de carboxi-fluoresceína (CFDA) é uma molécula lipofílica e um composto não fluorescente que se difunde passivamente nas células devido à presença da porção de acetato. No interior das células, as esterases removem as porções de acetilo, deixando a carboxi-fluoresceína que se liga covalentemente às proteínas e fica bem retida nas células. A CFDA cora todos os espermatozóides (vivos ou mortos) e exibe uma fluorescência verde brilhante, enquanto a PI cora apenas os núcleos dos espermatozóides mortos com uma fluorescência vermelha brilhante. O espermatozoide morto aparece vermelho embora contenha ambos os corantes.

3.2.3 Estado da reação acrossomal do esperma / Integridade acrossomal

Nos mamíferos, a integridade acrossomal dos espermatozóides é um pré-requisito para a capacitação, reação acrossomal normal e fertilização bem sucedida (Hartree e Srivastava, 1965). A influência de diferentes factores físicos e químicos causa a separação do acrossoma da cabeça do espermatozoide. A fertilidade óptima baseia-se na estrutura e no acrossoma funcionalmente intacto. É a parte principal da avaliação da atividade funcional dos espermatozóides. Uma relação positiva significativa entre a percentagem de acrossoma intacto e a taxa de não retorno foi relatada por Kumaresan *et al.*, (2017). As lectinas marcadas com fluorescência (proteínas vegetais) têm a capacidade de detetar e acoplar-se a resíduos glucosídicos em diferentes partes da membrana acrossomal (Odhiambo *et al.*, 2011).

Num normal, os ligandos para as lectinas não são expressos ou estão precisamente , mas um espermatozoide que reage a um acrossoma anormal expressa ligandos para essas lectinas. Um exemplo disso é a lectina PNA (aglutinina de amendoim isolada da planta Arachis hypogea), as lectinas mais utilizadas devido à sua especificidade. Apenas os espermatozóides com acrossoma reagido, anormalmente formado ou danificado participam na ligação com as lectinas e emitem fluorescência verde (FITC-PNA: isotiocianato de fluoresceína-aglutinina de amendoim), que pode ser visualizada ao microscópio ou em citometria de fluxo (Graham *et al.,* 1990, Nagy *et al.,* 2003). Existem também lectinas semelhantes, como a PSA (aglutinina de Pisum sativum) e a LCA (aglutinina de Lens culinaris), embora a sua especificidade seja inferior à do PNA. As lectinas têm sido utilizadas para visualizar as estruturas da superfície celular, detetar e analisar a expressão e a distribuição espacial, a alteração dos glicoconjugados na superfície dos espermatozóides e também para avaliar a capacitação e a reação de acrossoma, que alteram drasticamente a superfície dos espermatozóides (Vipul *et al.,* 2020).

3.2.4 Nível de cálcio intracelular dos espermatozóides

Os espermatozóides são células móveis que dependem profundamente de diversos mecanismos de sinalização para se orientarem e nadarem de forma direcionada. Em particular, a sinalização mediada por Ca^{+2} é fundamental para várias funções do esperma, tais como a ativação da motilidade, capacitação e a reação de acrossoma (Dragileva *et al.,* 1999). A reação acrossómica (RA) é um pré-requisito para que os espermatozóides fertilizem com sucesso o oócito/ovo. Este processo é estritamente dependente de um aumento no cálcio intracelular (Gupta *et al.,*1999). As modificações induzidas pela criopreservação nas membranas dos espermatozóides resultam num influxo de cálcio intracelular que afecta as vias de sinalização intracelular dependentes do cálcio. O cálcio intracelular ativa a adenilil ciclase para produzir AMPc, que ativa a fosfolipase A2 e a fosfolipase C, gerando lisofosfatidilcolina, 1,2- diacilglicerol e IP3, que actuam como mensageiros secundários intracelulares necessários para a capacitação dos espermatozóides (Singh *et al.,* 2011). O primeiro evento na capacitação é o influxo de cálcio (Ca^{+2}), um evento bioquímico bem caracterizado durante a capacitação (Gupta *et al.* 1999) e também é necessário para a reação de acrossoma (AR) dos espermatozóides de mamíferos (Dragileva *et al.,* 1999).

3.2.5 Potencial de membrana mitocondrial dos espermatozóides (MMP)

A principal função da mitocôndria é gerar ATP através da fosforilação oxidativa, e o ATP é a fonte de energia para a oscilação da cauda do esperma. Portanto, a perda de MMP pode levar a obstáculos na síntese de energia, reduzindo assim a motilidade dos espermatozóides, o que pode ser a razão para a redução da motilidade dos espermatozóides após a criopreservação. A avaliação da MMP nos espermatozóides de bovinos após a congelação e descongelação é geralmente efectuada utilizando um citómetro de fluxo ou um microscópio fluorescente invertido. (Kumaresan *et al.,* 2017). O aumento dos níveis de ROS aumenta a atividade da UCP2 (proteína desacopladora) nas mitocôndrias, quer direta quer indiretamente.

As mitocôndrias são o gerador predominante de ROS nos espermatozóides. O aumento da produção de ROS pelos espermatozóides está associado a uma diminuição da MMP. Yeste et al. (2015) relataram que a MMP poderia ser considerada um bom marcador de criotolerância em espermatozóides de garanhões. Agentes crioprotetores, como o glicerol, ajudaram a aumentar a motilidade pós-descongelamento, mas não protegeram as mitocôndrias da lesão por congelamento-descongelamento (Windsor, 1997). Foi relatado que a proporção de espermatozóides, no sêmen congelado e descongelado, com alto potencial de membrana mitocondrial (MMP) está relacionada à fertilidade (Yeste *et al.,* 2015).

3.2.6 Espécies reactivas de oxigénio específicas das mitocôndrias (mROS)

A produção de ROS envolve a fuga de electrões das mitocôndrias do esperma, desencadeada por uma multiplicidade de factores que impedem o fluxo de electrões ao longo da cadeia de transporte de electrões. O resultado líquido da geração de ROS mitocondrial é danificar essas organelas e iniciar uma cascata apoptótica intrínseca, como consequência da qual os espermatozóides perdem sua motilidade, integridade do DNA (Kumaresan *et al.,* 2020) e vitalidade. (Guthrie *et al.,* 2008). Esta via de senescência programada também resulta na exteriorização da fosfatidilserina, o que pode facilitar a fagocitose silenciosa destas células no rescaldo da inseminação, influenciando por sua vez a resposta imunitária do trato feminino aos antigénios do esperma e a fertilidade futura. Apesar da vulnerabilidade dos espermatozóides ao stress oxidativo, também é claro que a função normal dos espermatozóides depende de baixos níveis de geração de ROS para promover as vias de transdução de sinal associadas à capacitação. Os moduladores da geração de ROS pelos espermatozóides podem, portanto, ter utilidade clínica na regulação da capacidade de fertilização dessas células e na prevenção do desenvolvimento de imunidade anti-espermatozoide (Aitken e Curry, 2011).

CAPÍTULO - 3

Materiais e métodos

3. MATERIAIS E MÉTODOS

O presente estudo foi realizado na Frozen Semen Station, Nandyal, Andhra Pradesh e no Theriogenology Laboratory in Southern Regional Station of ICAR- National Dairy Research Institute (NDRI), Bengaluru, Karnataka.

O estudo tinha dois objectivos

1. Efeito da suplementação de antioxidantes selecionados na qualidade do esperma pós-descongelamento.
2. Avaliação dos atributos funcionais do esperma pós-descongelamento em touros com alta e baixa congelabilidade do sémen.

3.1 Fontes de produtos químicos

Os antioxidantes utilizados para o presente estudo, nomeadamente a quercetina ($C_{15}H_{10}O_7$) foi obtida a partir de Sigma Life Science, N-acetil-L-cisteína ($C_5H_9NO_3S$) foi obtida a partir de SIGMA-ALDRICH, e taurina ($C_2H_7NO_3S$) foi obtida a partir de HIMEDIA. Os meios utilizados no presente estudo incluíam o stock de Sperm TALP (Tyrode's Albumin Lactate Pyruvate) **(Tabela 2)** e soluções de trabalho **(Tabela 3)** contendo cloreto de sódio (NaCl), tampão HEPES (ácido 4-(2-hidroxietil)-1-piperazina-etanossulfónico), cloreto de potássio (KCl), EDTA (ácido etilenodiamina tetra-acético), sal dissódico, cloreto de magnésio ($MgCl_2 \cdot 6H_2O$), di-hidrogenofosfato de sódio ($NaH_2PO_4 \cdot 2H_2O$), lactato de sódio ($C_3H_5NaO_3$), cloreto de cálcio ($CaCl_2 \cdot 2H_2O$), piruvato de sódio e bicarbonato de sódio ($NaHCO_3$), todos adquiridos na SISCO Research Laboratories Private Limited, Mumbai, Índia. Os produtos químicos utilizados para a preparação do extensor de sémen foram a D-frutose (99%), o ácido cítrico mono-hidratado (99,5-102%) e o tampão Tris (Tris hidroximetil aminometano), provenientes da Loba Chemie Private Limited, o glicerol da Qualigens - Thermo Fisher Scientific, a estreptomicina (Ambistryn - S, 1gm) da Abbott, a benzilpencilina sódica 10 Lakh International units (IU) (CRISPEN -10).

3.2 Artigos de vidro e de plástico

Todos os artigos de vidro foram adquiridos à Borosil Glass Works Ltd., Índia, enquanto todos os artigos de plástico, tais como tubos de centrifugação, micropipetas e micropontas, foram adquiridos à Thermo Fisher Scientific, Rochester, Nova Iorque, EUA.

Tabela 2. Preparação da solução-mãe (2X) de TALP de esperma (pH -7,4)

Não	Produtos químicos	Concentração final no meio (mM)	Quantidade de sal necessária para 100ml.
1	NaCl (MW 58,4)	100	1,168 gm
2	HEPES (MW 238,3)	10	0,476 gm
3	KCl (MW 74,56)	3.1	46,2 mg
4	EDTA (MW 372)	0.4	29,8 mg
5	$MgCl_2$. 6H2O (MW 203,3)	0.4	16,26 mg
6	NaH_2PO_4.2H2O (MW 156,01)	0.3	9,36 mg

Tabela 3. Preparação da solução de trabalho de espermatozóides TALP

Não	Produtos químicos	Concentração final no meio (mM)	Quantidade de sal necessária para 100ml.
1	TALP (2X) - stock	-	50 ml
2	Xarope de lactato de sódio a 60 % (MW 112)	21.6	310 μL
3	$CaCl_2$.2H2O (MW 147.02)	2	29,4 mg
4	Piruvato de sódio (MW 110)	1	11 mg
5	$NaHCO_3$ (MW 84,01)	25	84mg
6	Água destilada	-	Maquilhagem até 100ml

Tabela 4. Preparação do extensor de glicerol de gema de ovo Tris (TEYG)

Não	Conteúdo	Quantidade
1	Tampão Tris	30,28 gms
2	Ácido cítrico mono-hidratado	16,75 gms
3	D-Frutose	12,50 gms

4	Glicerol	70 ml
5	Benzil penicilina de sódio	10 Lakh Unidades internacionais
6	Estreptomicina	1 grama
7	Água destilada tripla (completar)	800 ml
8	Gema de ovo (finalmente adicionada)	200 ml

3.3 Origem das amostras de sémen

O sémen utilizado para o presente estudo foi recolhido de doze touros Ongole, seis dos quais com baixa congelabilidade e seis com alta congelabilidade, na Frozen Semen Station em Nandyal, Andhra Pradesh. O sémen foi colhido como um único ejaculado de cada touro, utilizando o método da vagina artificial. Estes touros foram treinados, saudáveis e alojados em condições uniformes de nutrição e maneio.

3.4 Estudo preliminar

Foi realizado um estudo preliminar com o sémen recolhido de seis touros Ongole de baixa congelabilidade para selecionar a melhor concentração de cada aditivo para o trabalho de investigação com base na motilidade pós-descongelamento. Três concentrações diferentes de Quercetina (50, 100, 150 μM), NAC (1mM, 3mM, 5mM) e Taurina (10mM, 20mM, 30mM) foram utilizadas para o estudo preliminar.

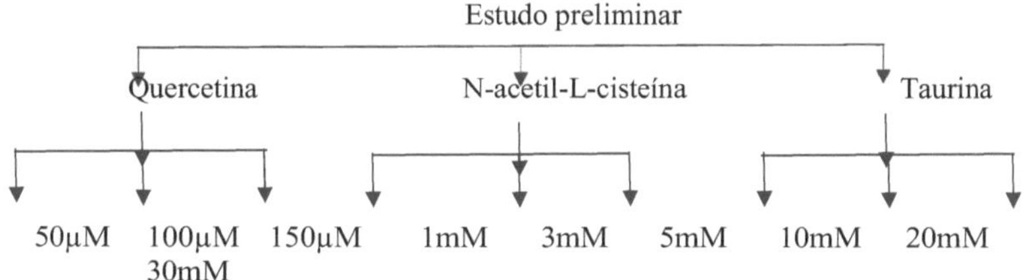

3.4.1 Suplementação do extensor com antioxidantes

Cada antioxidante foi pesado individualmente e dissolvido numa quantidade adequada de extensor de glicerol de gema de ovo Tris (TEYG) utilizando um agitador magnético para obter a concentração desejada para o estudo preliminar. A composição do TEYG é apresentada na **Tabela 4**.

3.4.2 Criopreservação do sémen

A criopreservação do sémen foi efectuada de acordo com as normas estabelecidas pela Frozen Semen Station em Nandyal, Andhra Pradesh. O sémen foi colhido de seis touros com baixa capacidade de congelação, utilizando o método da vagina artificial. O sémen parcialmente diluído foi avaliado num microscópio de contraste de fase para assegurar um mínimo de 70% de motilidade inicial, enquanto a concentração foi avaliada utilizando um fotómetro AccuCell para determinar a taxa de diluição. Após a diluição final da amostra de sémen com um extensor de sémen enriquecido com diferentes antioxidantes em três concentrações individuais, esta foi carregada numa máquina automática de enchimento, selagem e impressão. Em seguida, as de sémen foram colocadas em prateleiras e colocadas numa unidade de tratamento a frio para equilíbrio a 4°C durante 4 horas. As palhetas foram então transferidas para um bio-congelador para congelação programável. Finalmente, todas as palhetas de sémen foram armazenadas em azoto líquido a -196 °C.

3.4.3 Seleção da concentração de antioxidantes para o presente trabalho de investigação a partir do estudo preliminar

Com base nos resultados da motilidade pós-descongelamento obtidos no estudo preliminar, foram selecionadas as seguintes concentrações de entre três concentrações para cada um dos três antioxidantes individualmente.

3.5 Plano de trabalho de investigação

1. Quercetina - 50 μM
2. N-acetil-L-cisteína - 1mM
3. Taurina - 20 mM

A investigação foi realizada em amostras de sémen de seis touros Ongole com baixa congelabilidade e seis touros Ongole com alta congelabilidade. O extensor utilizado para criopreservar o sémen de touros com baixa congelabilidade foi suplementado com diferentes antioxidantes, enquanto que nenhum suplemento foi adicionado ao extensor para criopreservar o sémen de touros com alta congelabilidade.

3.5.2 Suplementação do extensor com antioxidantes

Cada antioxidante foi pesado individualmente e dissolvido numa quantidade adequada de extensor de glicerol de gema de ovo Tris utilizando um agitador magnético para obter concentrações finais de extensor de sémen contendo 50µM de quercetina, 1mM de N- acetil-L-cisteína e 20mM de taurina, respetivamente. O sémen recolhido de seis touros Ongole de baixa congelabilidade foi dividido em cinco alíquotas, designadas por T1, T2, T3, T4 e C. Em T1, a Taurina foi suplementada no extensor a uma concentração de 20mM. Da mesma forma, em T2, NAC a 1 mM, e em T3, Quercetina a 50 µM, foram suplementados no diluente. Em T4, uma combinação de Taurina a 20 mM, NAC a 1 mM e Quercetina a 50 µM foi suplementada em conjunto no extensor.

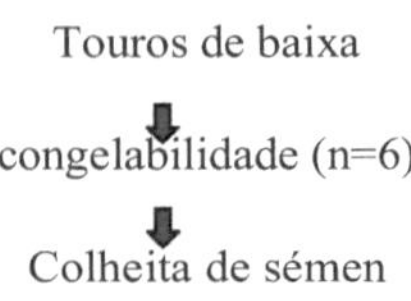

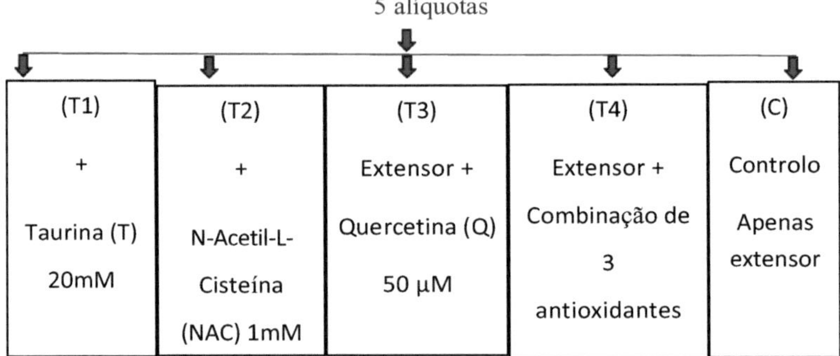

3.5.3 Criopreservação do sémen

A criopreservação de sémen de touro de baixa e alta congelabilidade foi de acordo com o procedimento descrito anteriormente no ponto 3.4.2.

3.6 Testes funcionais de espermatozóides *in vitro*

Foram realizados testes funcionais de esperma *in vitro* em sémen de touro de alta congelabilidade (n=6), sémen de touro de baixa congelabilidade (n=6) e sémen de touro de baixa congelabilidade suplementado com diferentes antioxidantes (n=6). Todas as amostras de sémen congelado foram levadas para o laboratório de termogenologia no SRS, ICAR-NDRI, Bengaluru, e foram estudados os seguintes atributos funcionais do esperma.

3.6.1 Estimativa da motilidade progressiva pós-descongelamento dos espermatozóides

As palhetas de sémen criopreservado foram descongeladas num banho de água a 37°C durante 30 segundos, cuidadosamente limpas e depois cortadas para verter o sémen para um tubo Eppendorf mantido a 37°C. A motilidade espermática pós-descongelamento foi avaliada imediatamente. Uma gota da amostra de sémen pós-descongelamento foi colocada numa lâmina de vidro pré-aquecida a 37°C, coberta com uma lamela, e examinada com uma ampliação de 40x utilizando um microscópio de contraste de fase (Nikon ECLIPSE 50i). Os resultados da motilidade foram expressos em percentagem.

3.6.2 Preparação da suspensão final de esperma para avaliar outros atributos funcionais do esperma

Após descongelar a palhinha de sémen a 37°C durante 30 segundos, o conteúdo foi transferido para um tubo Eppendorf de 2 ml posicionado num banho seco digital mantido a 37°C. De seguida, procedeu-se à centrifugação a 3000 rpm durante 5 minutos. O sobrenadante foi removido, deixando para trás o pellet de esperma, que foi subsequentemente ressuspendido em 1ml de esperma TALP. Foi efectuada outra centrifugação a 3000rpm durante 5 minutos, após a qual o pellet de esperma foi dissolvido em TALP de esperma para atingir um volume final de 200µL. Isto resultou na criação da suspensão final de esperma, que foi utilizada para avaliar os seguintes atributos funcionais do esperma.

3.6.3 Estimativa da integridade da membrana dos espermatozóides / Viabilidade dos espermatozóides

A integridade da membrana espermática foi avaliada utilizando uma combinação de 5-CFDA-AM (éster acetoximetil de diacetato de 5-carboxi fluoresceína, Invitrogen - Thermo Fisher Scientific, C195) e PI (iodeto de propídio, Invitrogen - Thermo Fisher Scientific, L7011) de acordo com o método descrito por Rajak *et al.,* (2016) com ligeiras modificações. À suspensão final de espermatozoides, foram adicionados 3 µL de CFDA (0,5 mg/ml) e incubados a 37°C durante 10 minutos em condições de escuridão. Após 10 minutos de incubação, foi adicionado 1 µl de PI (2,4 mM) e a suspensão foi novamente incubada durante 2 minutos em condições de escuridão a 37 °C. Subsequentemente, a suspensão foi centrifugada a 4000rpm durante 2 minutos, o sobrenadante foi removido e a suspensão de esperma foi ressuspendida com 200µl de esperma TALP. Foi feito um esfregaço fino da suspensão de esperma numa lâmina de vidro limpa. Depois de secar o esfregaço, foi adicionado um agente anti-descoloração, 1,4-Diazabiciclooctano (DABCO, Sigma-Aldrich). A avaliação foi efectuada em microscópio fluorescente invertido (Nikon ECLIPSE Ti-s, Japão). Foram contados pelo menos 200 espermatozóides e convertidos em percentagens. Com base no padrão de coloração, a população de espermatozóides foi categorizada em dois tipos: vivos e mortos. Os espermatozóides vivos emitem fluorescência de cor verde, enquanto os espermatozóides mortos emitem fluorescência de cor vermelha.

3.6.4 Estimativa do estado da reação acrossomal dos espermatozóides / Integridade acrossomal (IA)

O estado da reação do acrossoma do esperma foi avaliado utilizando uma combinação de isotiocianato de fluoresceína-aglutinina de amendoim (FITC-PNA, Sigma-Aldrich, L7381) e iodeto de propídio (PI) seguindo o método descrito por Kumaresan *et al.,* (2017) com ligeiras modificações. Foi adicionado 1,5 µL de FITC-PNA (1mg/ml) e incubado a 37°C durante 10 minutos em condições de obscuridade. Após o período de incubação, foi adicionado 1 µL de PI (2,4 mM) e a suspensão foi novamente incubada durante 2 minutos em condições de obscuridade a 37°C. A suspensão foi então centrifugada a 4000rpm durante 2 minutos e o sobrenadante foi removido. O pellet foi ressuspendido com 200µl de esperma TALP, e foi feito um esfregaço fino da suspensão de esperma numa lâmina de vidro limpa. Depois de secar o esfregaço, foi adicionado um agente anti-desbotamento (DABCO) e a lâmina foi avaliada num microscópio fluorescente invertido (Nikon ECLIPSE Ti-s, Japão). Pelo menos 200 espermatozóides foram contados e convertidos em percentagens. Com base no padrão de coloração, a população de espermatozóides foi categorizada em dois tipos: espermatozóides com acrossoma intacto e espermatozóides com acrossoma reagido. Os acrossomas reaccionados emitem uma fluorescência verde, enquanto os acrossomas intactos não emitem qualquer fluorescência.

3.6.5 Estimativa do nível de cálcio intracelular dos espermatozóides

A concentração intracelular de cálcio dos espermatozóides foi estimada de acordo com o método descrito por Kumaresan *et al.,* (2017) com ligeiras modificações usando Fluo-3 AM (Ésteres de acetoximetil, Invitrogen - Thermo Fisher Scientific, F1242). 3 µL de Fluo-3 AM (1mM) foram adicionados à suspensão de esperma e incubados a 37°C durante 20 minutos em condições de escuridão. Após o período de incubação, foram adicionados 0,5 µL de iodeto de propídio (PI) (2,4 mM) e a suspensão foi novamente incubada durante 2 minutos em condições de obscuridade a 37°C. Foi feito um esfregaço fino com uma gota de 10 μL da suspensão de esperma após centrifugação a 4000rpm durante 2 minutos numa lâmina de vidro seca e limpa com etanol a 70%. Depois de secar o esfregaço, foi aplicado um agente anti-descoloração (DABCO) antes de colocar a lamela. A lâmina foi então avaliada num microscópio fluorescente invertido (Nikon ECLIPSE Ti-s, Japão) utilizando filtros FITC e TRITC. As imagens de ambos os filtros foram fundidas para obter a imagem final. Pelo menos 200 espermatozóides foram contados e convertidos em percentagens. Com base no padrão de coloração, a população de espermatozóides foi categorizada em dois tipos: espermatozóides com baixos níveis de cálcio intracelular e espermatozóides com altos níveis de cálcio intracelular. Os espermatozóides com níveis elevados de cálcio intracelular emitiram uma fluorescência verde brilhante, ao passo que os com níveis baixos de cálcio intracelular não emitiram qualquer fluorescência verde.

3.6.6 Estimativa do potencial de membrana mitocondrial dos espermatozóides (MMP)

O potencial de membrana mitocondrial do espermatozoide foi avaliado usando JC-1 (5,5,6,6'-tetracloro-1,1',3,3' tetra etil benzimi-dazoyl carbocyanine iodide, Invitrogen- Thermo Fisher Scientific, T3168) e seguindo o método descrito por Kumaresan *et al.*, (2017) com ligeiras modificações. 3 μL de JC-1 (0,2 mM) foram adicionados à suspensão de esperma e incubados a 37°C durante 30 minutos em condições de escuridão. Após o período de incubação, a suspensão foi centrifugada a 4000rpm durante 2 minutos, e o sobrenadante foi removido. O pellet foi ressuspendido com 200μl de esperma TALP, e foi feito um esfregaço fino da suspensão de esperma numa lâmina de vidro limpa. Depois de secar o esfregaço, foi adicionado um agente anti-desbotamento (DABCO), e a lâmina foi avaliada num microscópio fluorescente invertido (Nikon ECLIPSE Ti-s, Japão). Pelo menos 200 espermatozóides foram contados e convertidos em percentagens. Com base no padrão de coloração, a população de espermatozóides foi categorizada em dois tipos: espermatozóides com alto potencial de membrana mitocondrial e espermatozóides com baixo potencial de membrana mitocondrial. Os espermatozóides com elevado potencial de membrana mitocondrial emitem fluorescência de cor vermelha, enquanto os espermatozóides com baixo potencial de membrana mitocondrial emitem fluorescência de cor verde.

3.6.7 Estimativa das espécies reactivas de oxigénio específicas das mitocôndrias dos espermatozóides (mROS)

O nível de superóxido mitocondrial do esperma foi medido usando MitoSOX Red (Invitrogen- Thermo Fisher Scientific, M36007) seguindo o método previamente descrito por Kumaresan *et al.*, (2017) com ligeiras modificações . 1 µL de 500 µM MitoSOX Red e 2 µL de 40 µM Hoechst 33342 foram adicionados à suspensão de espermatozoides e incubados a 37°C por 30 minutos no escuro. Após o período de incubação, a suspensão foi centrifugada a 4000rpm durante 2 minutos e o sobrenadante foi removido. O pellet foi ressuspendido com 200µl de esperma TALP, e foi feito um esfregaço fino da suspensão de esperma numa lâmina de vidro limpa. Depois de secar o esfregaço, foi adicionado um agente anti-desbotamento (DABCO), e a lâmina foi avaliada num microscópio fluorescente invertido (Nikon ECLIPSE Ti-s, Japão). Pelo menos 200 espermatozóides foram contados e convertidos em percentagens. Com base no padrão de coloração, a população de espermatozóides foi categorizada em dois tipos: espermatozóides com alto potencial de membrana mitocondrial e espermatozóides com baixo potencial de membrana mitocondrial. Os espermatozóides com níveis elevados de mROS emitem fluorescência de cor vermelha, enquanto os espermatozóides com níveis baixos de mROS emitem fluorescência de cor azul.

3.8 Análise estatística

A análise estatística dos dados foi efectuada utilizando o software SPSS 23.0 (IBM, EUA). A estatística descritiva foi realizada para obter os valores médios de todos os atributos funcionais do esperma. A diferença entre mais de dois grupos foi analisada usando ANOVA de uma via e o teste de Duncan. A diferença entre dois grupos foi analisada usando o teste t de amostra independente. A diferença, $P < 0,05$, foi considerada significativa.

CAPÍTULO - 4

Resultados

4. RESULTADOS

No presente estudo, foram recolhidas amostras de sémen de doze touros Ongole (seis touros de baixa congelabilidade e seis de alta congelabilidade). Os atributos funcionais dos espermatozóides (motilidade, viabilidade, integridade acrossomal, nível de cálcio intracelular, níveis de MMP e mROS dos espermatozóides) foram estudados em sémen de alta congelabilidade, sémen de baixa congelabilidade suplementado com diferentes antioxidantes (T1, T2, T3, T4) e sémen de baixa congelabilidade sem qualquer suplementação dc antioxidantes (controlo). Os resultados obtidos no presente estudo foram analisados estatisticamente e são apresentados de seguida.

4.1 Estudo preliminar

A proporção (Média ± SE) da motilidade pós-descongelamento no experimento preliminar conduzido em seis touros de baixa congelabilidade, usando três concentrações diferentes de três aditivos, é apresentada na **Tabela 5**. Entre as três concentrações testadas para cada aditivo, observou-se uma melhor motilidade pós-descongelamento (Média± SE) a 50 µM no grupo da Quercetina (55,83± 2,01%), 1 mM no grupo da NAC (45,00± 2,89%) e 20 mM no grupo da Taurina
grupo (38,33± 2,11%).

4.2 Efeito da suplementação de antioxidantes selecionados na qualidade do esperma pós-descongelamento

O objetivo deste estudo foi observar o efeito da suplementação de antioxidantes no extensor sobre a qualidade do esperma pós-descongelamento de touros de baixa congelabilidade através da análise de vários atributos funcionais do esperma pós-descongelamento, como se segue:

4.2.1 Motilidade progressiva pós-descongelamento dos espermatozóides

A proporção (Média± SE) de espermatozóides móveis em diferentes grupos suplementados juntamente com o grupo de controlo é apresentada na **Tabela 6** e **Figura 1.** O grupo da quercetina (56,67±4,22%) demonstrou uma motilidade significativamente ($p < 0,05$) mais elevada em comparação com o grupo de controlo (38,33±3,33%). Além disso, o grupo da taurina (15,83±4,73%) apresentou uma motilidade significativamente ($p < 0,05$) inferior à do grupo de controlo (38,33±3,33%). Não existe um aumento significativo ($p > 0,05$) da motilidade nos grupos NAC (40,00±7,19%) e combinação (42,50±6,55%), quando comparados com o grupo de controlo (38,33±3,33%).

Table 5. Post-thaw motility (Mean ± SE) at three different concentrations of three additives during preliminary study

Additives	**Quercetin**			**NAC**			**Taurine**		
Concentrations	**50µM**	**100µM**	**150µM**	**1mM**	**3mM**	**5mM**	**10mM**	**20mM**	**30mM**
Post-thaw motility (Mean ± SE %)	**55.83 ± 2.01**	42.50 ± 2.14	35.83 ± 2.71	**45.00 ± 2.89**	25.83 ± 2.71	8.33 ± 1.67	23.33 ± 3.33	**38.33 ± 2.11**	13.33 ± 2.47

Table 6. Sperm functional attributes of control and supplemented groups in low freezability semen (Mean ± S.E.)

Groups	Motility (%)	Viability (%)	Acrosomal integrity (%)	Low intracellular calcium levels (%)	High mitochondrial membrane potential (%)	Low mitochondria specific reactive oxygen species (%)
Control	38.33 ± 3.33^{b}	48.33 ± 3.62^{b}	50.67 ± 2.67^{a}	68.50 ± 1.43^{a}	25.50 ± 2.69^{b}	34.83 ± 4.34^{b}
Taurine	15.83 ± 4.73^{c}	24.83 ± 3.79^{c}	32.00 ± 4.32^{b}	43.00 ± 6.32^{b}	23.17 ± 5.07^{b}	39.17 ± 4.09^{b}
N-Acetyl-L-Cysteine	40.00 ± 7.19^{b}	53.50 ± 4.90^{b}	49.67 ± 7.15^{a}	63.33 ± 9.44^{a}	27.67 ± 2.14^{b}	58.33 ± 5.00^{a}
Quercetin	56.67 ± 4.22^{a}	75.67 ± 4.95^{a}	61.83 ± 3.31^{a}	72.50 ± 3.73^{a}	45.00 ± 3.98^{a}	69.67 ± 4.33^{a}
Combination of 3 antioxidants	$42.50 \pm 6.55b^{ab}$	70.00 ± 3.16^{a}	56.17 ± 5.85^{a}	70.00 ± 2.71^{a}	32.17 ± 4.98^{b}	61.00 ± 2.46^{a}

Mean bearing different superscripts in a column differ significantly ($p < 0.05$)

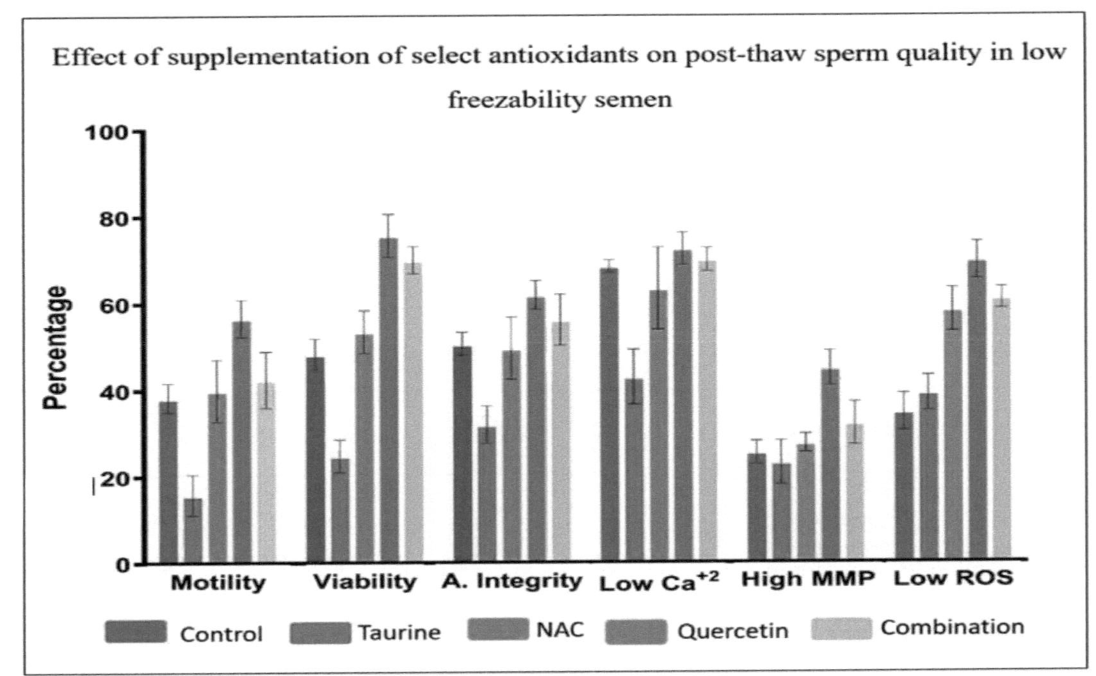

Figure 1. Sperm functional attributes of control & supplemented groups in low freezability bull semen (Mean ± SE)

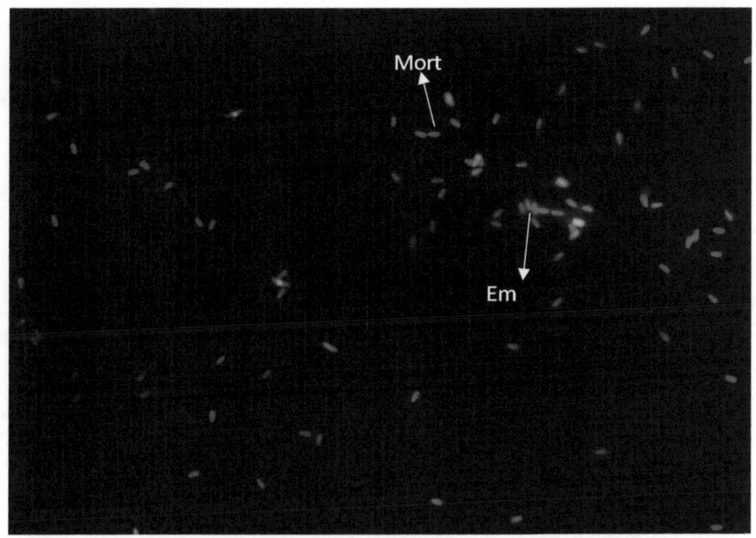

Figura 4a. Imagem microscópica fluorescente de espermatozóides de touro Ongole vivos (verde) e mortos (vermelho) criopreservados (x 10)

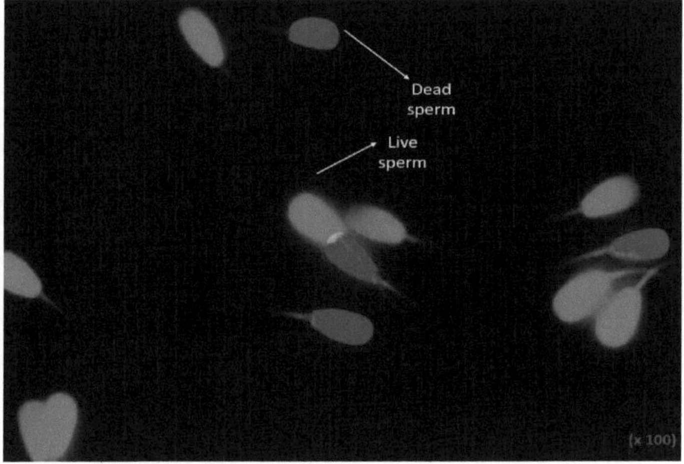

Figura 4b. Imagem microscópica fluorescente de espermatozóides vivos (verde) e mortos (vermelho) de touro Ongole criopreservados (x 100)

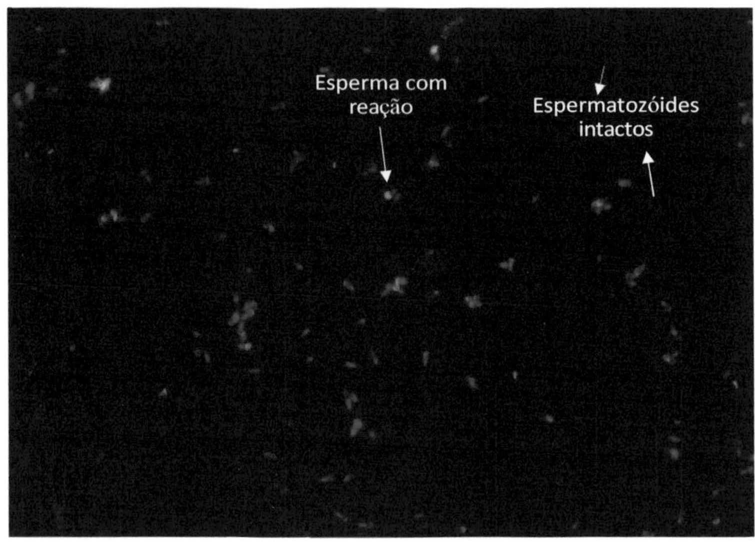

Figura 5a. Imagem microscópica fluorescente de acrossomas intactos (verde) e com reação (sem fluorescência) de espermatozóides de touro Ongole criopreservados (x 10)

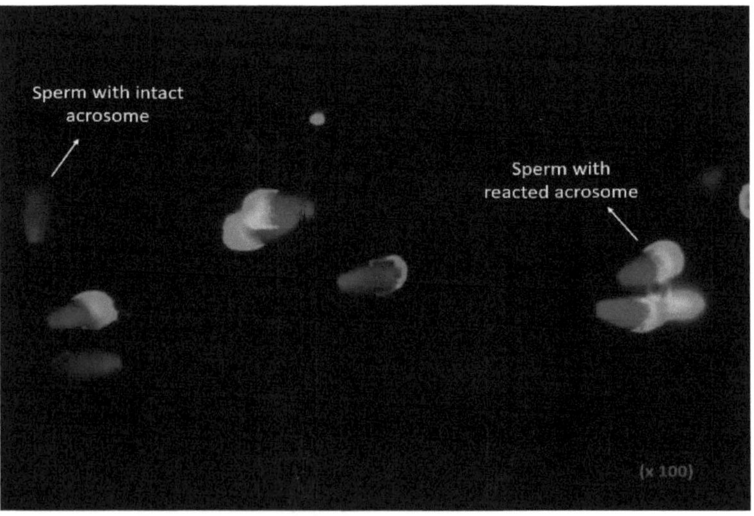

Figura 5b. Imagem microscópica fluorescente de acrossomas intactos (verde) e reagidos (sem fluorescência) de espermatozóides de touro Ongole criopreservados (x 100)

4.2.2 Viabilidade dos espermatozóides / Integridade da membrana dos espermatozóides

A proporção (média± SE) de espermatozóides viáveis em diferentes grupos suplementados juntamente com o grupo de controlo é apresentada na **Tabela 6** e na **Figura 1.** Imagens microscópicas fluorescentes de espermatozóides de touro Ongole criopreservados vivos e mortos foram observadas no presente estudo e estão representadas na **Figura 4a** e **4b.** Com base no padrão de coloração observado, a população de espermatozóides foi categorizada em vivos e mortos. Espermatozóides vivos emitem fluorescência de cor verde, enquanto espermatozóides mortos emitem fluorescência de cor vermelha.

Os grupos da quercetina (75,67±4,95%) e da combinação (70,00±3,16%) apresentaram um aumento significativo ($p < 0,05$) da viabilidade em comparação com o grupo de controlo (48,33±3,62%), enquanto o grupo da taurina (24,83±3,79%) apresentou uma viabilidade significativamente ($p < 0,05$) inferior em comparação com o grupo de controlo. O grupo NAC (53,50±4,90) não apresentou um aumento significativo ($p > 0,05$) da viabilidade em comparação com o grupo de controlo (48,33±3,62%).

4.2.3 Estado da reação acrossomal do esperma / Integridade acrossomal (IA)

A proporção (média± SE) de espermatozóides com acrossomas intactos em diferentes grupos suplementados juntamente com o grupo de controlo é apresentada na **Tabela 6** e na **Figura**

1. Imagens microscópicas fluorescentes do estado da reação acrossomal de espermatozóides de touro Ongole criopreservados foram observadas no presente estudo e estão representadas na **Figura 5a** e **5b.** Com base no padrão de coloração observado, a população de espermatozóides foi categorizada em espermatozóides com acrossoma intacto e espermatozóides com acrossoma reagido. Os acrossomas reaccionados emitem fluorescência de cor verde, enquanto que os acrossomas intactos não emitem qualquer fluorescência.

Os grupos da quercetina (61,83±3,31), da NAC (49,67±7,15) e da combinação (56,17±5,85) não revelaram um aumento significativo ($p > 0,05$) da integridade acrossomal em comparação com o grupo de controlo

(50,67±2,67), ao passo que a integridade acrossomal foi significativamente ($p < 0,05$) inferior no grupo da taurina (32,00±4,32) em comparação com o grupo de controlo (50,67±2,67).

4.2.4 Nível de cálcio intracelular dos espermatozóides

A proporção (Média± SE) de espermatozóides com baixos níveis de cálcio intracelular em diferentes grupos suplementados juntamente com o grupo de Controlo é apresentada na **Tabela 6** e **Figura 1.** Imagens microscópicas fluorescentes de níveis de cálcio intracelular de espermatozóides dc touro Ongole criopreservados foram observadas no presente estudo e estão representadas na **Figura 6a** e **6b.** Com base no padrão de coloração, a população de espermatozóides foi categorizada em dois tipos. Espermatozóides com altos níveis de cálcio intracelular emitem fluorescência de cor verde, enquanto espermatozóides com baixos níveis de cálcio intracelular não emitem nenhuma fluorescência de cor verde.

Os grupos de quercetina (72,50±3,73), NAC (63,33±9,44) e combinação (70,00±2,71) não mostram um aumento significativo ($p > 0,05$) na população de espermatozóides com baixos níveis de cálcio intracelular em comparação com o grupo de controlo (68.50±1,43), enquanto os espermatozóides com baixo nível de cálcio intracelular foram significativamente ($p< 0,05$) mais baixos no grupo da taurina (43,00±6,32) quando comparados com o grupo de controlo (68,50±1,43).

4.2.5 Potencial de membrana mitocondrial dos espermatozóides (MMP)

A proporção (Média ± SE) da população de espermatozóides com alto potencial de membrana mitocondrial em diferentes grupos suplementados juntamente com o grupo de controlo é apresentada na **Tabela 6**, e na **Figura 1.** Imagens microscópicas fluorescentes do potencial de membrana mitocondrial de espermatozóides criopreservados de touro Ongole foram no presente estudo e estão representadas na **Figura 7a** e **7b.** Com base no padrão de coloração, a população de espermatozóides foi categorizada em dois tipos. Espermatozóides com alto potencial de membrana mitocondrial emitem fluorescência de cor vermelha, enquanto espermatozóides com baixo potencial de membrana mitocondrial emitem fluorescência de cor verde.

O grupo da quercetina (45,00±3,98) exibiu significativamente ($p < 0,05$) uma maior população de espermatozóides com elevado potencial de membrana mitocondrial em comparação com todos os outros grupos, incluindo o grupo de controlo (25,50±2,69). Taurina (23,17±5,07), NAC (27,67±2,14) e grupos combinados (32,17±4,98) não mostram uma melhoria significativa ($p > 0,05$) na população de esperma com alto potencial de membrana mitocondrial em comparação com o grupo de controlo (25,50±2,69).

4.2.6 Espécies reactivas de oxigénio específicas das mitocôndrias (mROS) dos espermatozóides

A proporção (Média ± SE) da população de espermatozóides com níveis baixos de espécies reactivas de oxigénio específicas das mitocôndrias (mROS) em diferentes grupos suplementados juntamente com o grupo de controlo é apresentada na **Tabela 6** e na **Figura 1.** Imagens microscópicas fluorescentes de espécies reactivas de oxigénio específicas das mitocôndrias de espermatozóides criopreservados de touro Ongole foram observadas no presente estudo e estão representadas na **Figura 8a** e **8b.** Com base no padrão de coloração, a população de espermatozóides foi categorizada em dois tipos:

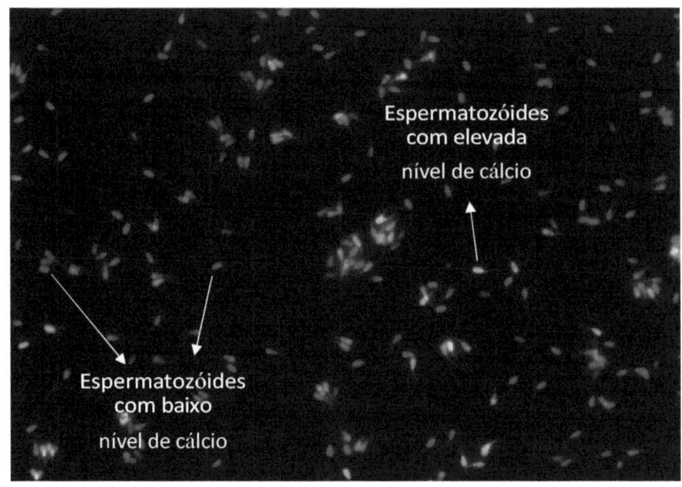

Figura 6a. Imagem microscópica fluorescente de espermatozóides de touro Ongole criopreservados com baixo (sem verde) e alto (verde) cálcio intracelular (x 10)

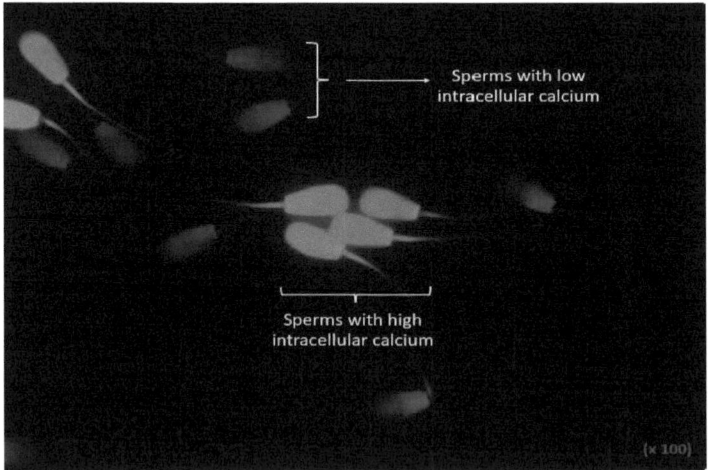

Figura 6b. Imagem microscópica fluorescente de espermatozóides de touro Ongole criopreservados com cálcio intracelular baixo (sem verde) e alto (verde) (x 100)

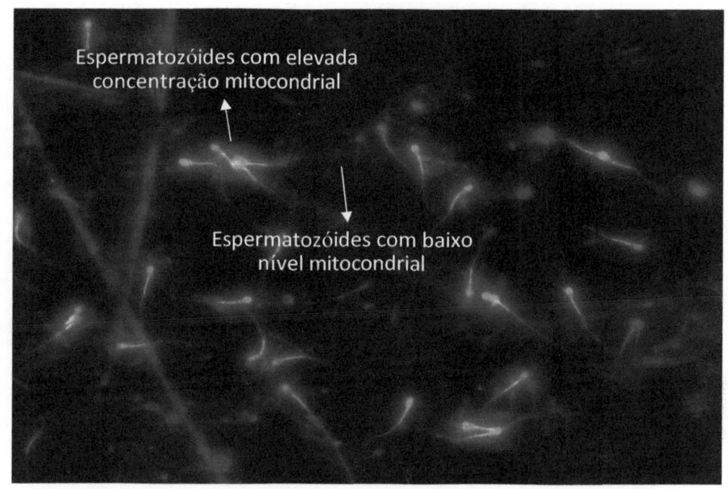

Figura 7a. Imagem microscópica fluorescente de espermatozóides de touro Ongole criopreservados com baixa (verde) e alta MMP (amarelo a) (x 10)

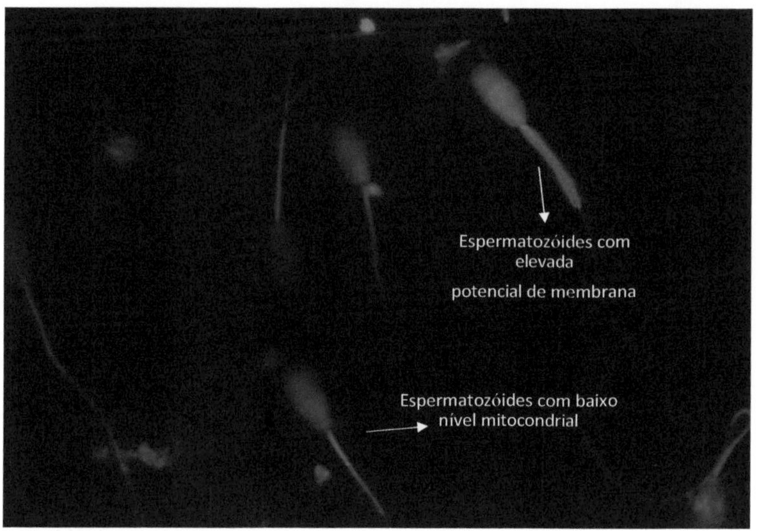

Figura 7b. Imagem microscópica fluorescente de espermatozóides de touro Ongole criopreservados com baixa (verde) e alta MMP (vermelho) (x 100)

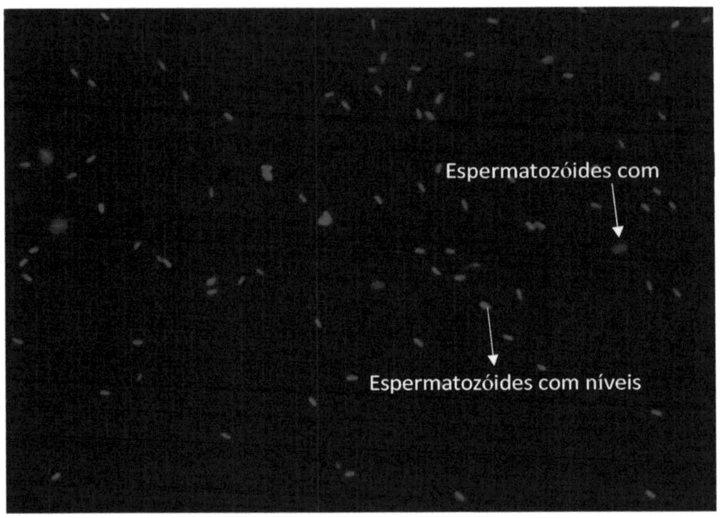

Figura 8a. Imagem microscópica fluorescente de espermatozóides de touro Ongole criopreservados com níveis baixos (azul) e altos (vermelho) de mROS (x 10)

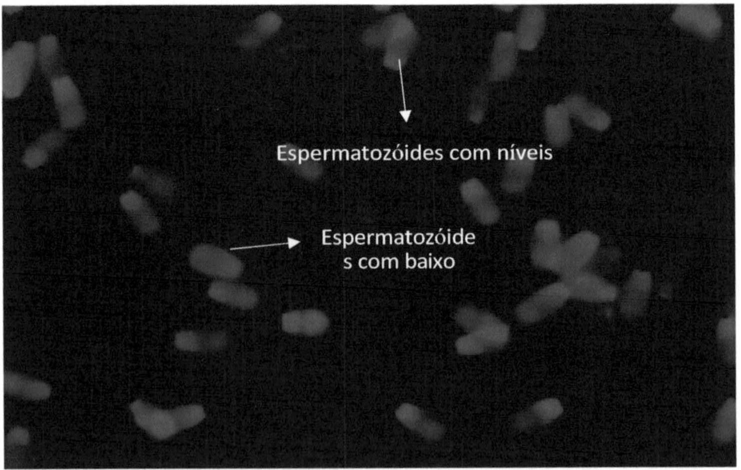

Figura 8b. Imagem microscópica fluorescente de espermatozóides criopreservados de touro Ongole com mROS baixo (azul) e alto (vermelho) (x 100)

com elevado potencial de membrana mitocondrial e espermatozóides com baixo potencial de membrana mitocondrial. Os espermatozóides com níveis elevados de mROS emitem fluorescência de cor vermelha, enquanto os espermatozóides com níveis baixos de mROS emitem fluorescência de cor azul.

Os grupos Quercetina (69,67±4,33), NAC (58,33±5,00) e Combinação (61,00±2,46) mostram significativamente (p <0,05) maior população de espermatozóides com baixos níveis de mROS em comparação com o grupo de Controlo (34,83±4,34). A taurina (39,17±4,09) não mostrou uma melhoria significativa (p > 0,05) na população de espermatozóides com baixos níveis de mROS em comparação com o grupo de controlo (34,83±4,34)

O grupo da quercetina melhorou a qualidade do esperma no sémen de baixa congelabilidade, seguido dos grupos da combinação e da NAC em todos os atributos funcionais do esperma, quando comparado com o grupo de controlo. O grupo Taurina reduziu todos os atributos funcionais do esperma pós-descongelamento, exceto o mROS.

4.3 Avaliação dos atributos funcionais do esperma pós-descongelamento em touros com alta e baixa congelabilidade do sémen.

O objetivo deste estudo foi estudar os atributos funcionais dos espermatozóides no sémen de touros de alta e baixa congelabilidade e foi feita uma comparação estatística entre eles. Os resultados da análise foram apresentados a seguir:

4.3.1 Motilidade progressiva pós-descongelamento dos espermatozóides

A porcentagem (Média ± SE) de espermatozóides móveis em touros com alta e baixa congelabilidade do sêmen é mostrada na **Tabela 7** e na **Figura 2.** A motilidade foi significativamente (p < 0,05) maior no sêmen de alta congelabilidade (58,33±1,05%) do que no sêmen de baixa congelabilidade (38,33±3,33%).

4.3.2 Viabilidade dos espermatozóides / Integridade da membrana dos espermatozóides

A proporção (Média± SE) de espermatozóides viáveis em touros com alta e baixa congelabilidade do sémen é apresentada na **Tabela 7** e na **Figura 2.** A viabilidade foi significativamente ($p < 0,05$) maior no sêmen de alta congelabilidade (68,50±5,76%) do que no sêmen de baixa congelabilidade (48,33±3,62%).

Table 7. Post-thaw sperm functional attributes in bulls with high and low semen freezability (Mean ± S.E)

Groups	Motility (%)	Viability (%)	Acrosomal integrity (%)	Low intracellular calcium levels (%)	High mitochondrial membrane potential (%)	Low mitochondria specific reactive oxygen species (%)
High freezability semen	58.33 ± 1.05^{a}	68.50 ± 5.76^{a}	56.33 ± 3.32^{a}	77.17 ± 2.37^{a}	43.00 ± 5.02^{a}	70.33 ± 2.30^{a}
Low freezability semen	38.33 ± 3.33^{b}	48.33 ± 3.62^{b}	50.67 ± 2.67^{a}	68.50 ± 1.43^{b}	25.50 ± 2.69^{b}	34.83 ± 4.34^{b}

Mean bearing different superscripts in a column differ significantly ($p < 0.05$)

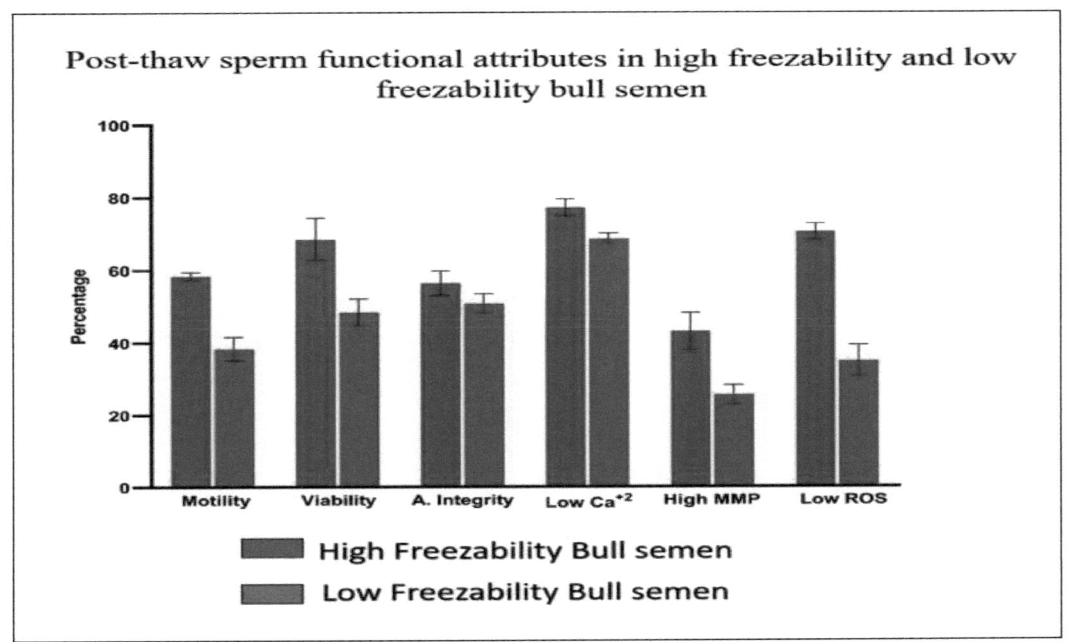

Figure 2. Post-thaw sperm functional attributes in bulls with high and low semen freezability (Mean ± SE)

4.3.3 Estado da reação acrossomal do esperma / Integridade acrossomal (IA)

A proporção (Média ± SE) de espermatozóides com acrossoma intacto em touros com alta e baixa congelabilidade do sêmen é mostrada na **Tabela 7** e na **Figura 2.** Não há diferença significativa ($p > 0,05$) na integridade acrossomal entre o sêmen de alta congelabilidade (56,33±3,32%) e o sêmen de baixa congelabilidade (50,67±5,76%).

4.3.4 Nível de cálcio intracelular dos espermatozóides

A proporção (Média± SE) de espermatozóides com baixos níveis de cálcio intracelular em touros com alta e baixa congelabilidade do sémen é apresentada na **Tabela** 7 e na **Figura**
2. A população de espermatozóides com baixos níveis de cálcio intracelular foi significativamente ($p < 0,05$) maior no sêmen de alta congelabilidade (77,17±2,37%) do que no sêmen de baixa congelabilidade (68,50±1,43%).

4.3.5 Potencial de membrana mitocondrial dos espermatozóides (MMP)

A proporção (média ± SE) de espermatozóides com alto potencial de membrana mitocondrial em touros com alta e baixa congelabilidade do sêmen é mostrada na **Tabela 7** e na **Figura 2.** A população de espermatozóides com alto potencial de membrana mitocondrial foi significativamente ($p > 0,05$) maior no sêmen de alta congelabilidade (43,00±5,02%) do que no sêmen de baixa congelabilidade (25,50±2,69%).

4.3.6 Espécies reactivas de oxigénio específicas da mitocôndria dos espermatozóides (mROS)

A proporção (Média± SE) de espermatozóides com baixas espécies de oxigénio reativo específicas da mitocôndria em touros com alta e baixa congelabilidade do sémen é apresentada na **Tabela 7** e na **Figura 2.** A população de espermatozóides com baixa espécie reactiva de oxigénio específica das mitocôndrias foi significativamente ($p > 0,05$) maior no sémen de alta congelabilidade (70,33±2,30%) do que no sémen de baixa congelabilidade (34,83±4,34%).

Todos os atributos funcionais do esperma foram significativamente mais elevados no sémen de touro de elevada congelabilidade quando comparado com o sémen de touro de baixa congelabilidade, exceto um parâmetro, ou seja, a integridade acrossomal

4.4 Avaliação dos atributos funcionais do esperma pós-descongelamento entre sémen de alta congelabilidade, baixa congelabilidade e baixa congelabilidade suplementado com Quercetina.

O objetivo do presente estudo foi comparar as médias entre sémen de alta congelabilidade, baixa congelabilidade e baixa congelabilidade suplementado com Quercetina Motilidade progressiva pós-descongelamento dos espermatozóides

A proporção (Média ± SE) de espermatozóides móveis em sémen de touro de alta congelabilidade, baixa congelabilidade e baixa congelabilidade suplementado com Quercetina é mostrada na **Tabela 8** e **Figura 3.** O sémen de baixa congelabilidade (38,33±3,33) teve significativamente ($p < 0,05$) menor motilidade em comparação com o sémen de alta congelabilidade (58,33±1,05%), e a adição de quercetina (56,67±4,22%) ao sémen de baixa congelabilidade aumentou significativamente a motilidade ($p < 0,05$) quando comparado ao de baixa congelabilidade (38,33±3,33%). Não há diferença significativa ($p > 0,05$) na motilidade progressiva pós-descongelamento dos espermatozóides entre o sêmen de alta congelabilidade (58,33±1,05%) e o sêmen de baixa congelabilidade suplementado com quercetina (56,67±4,22%).

4.4.1 Viabilidade dos espermatozóides / Integridade da membrana dos espermatozóides

A proporção (Média± SE) de espermatozóides viáveis em touros com alta e baixa congelabilidade de sêmen é mostrada na **Tabela 8** e **Figura 3.** O sêmen de baixa congelabilidade (48,33±3,62%) significativamente ($p < 0,05$) teve menor viabilidade em comparação com o sêmen de alta congelabilidade (72,17±4,13%), e a adição de quercetina (75,67±4,95) ao sêmen de baixa congelabilidade aumentou a viabilidade significativamente ($p < 0,05$) quando comparado ao sêmen de baixa congelabilidade (48,33±3,62%). Não há diferença significativa ($p > 0,05$) na proporção da população de espermatozóides viáveis entre o sêmen de alta congelabilidade (72,17±4,13%) e o sêmen de baixa congelabilidade suplementado com quercetina (75,67±4,95).

4.4.2 Estado da reação acrossomal do esperma / Integridade acrossomal (IA)

A proporção (Média ± SE) de espermatozóides com acrossoma intacto em touros com alta e baixa congelabilidade do sêmen é mostrada na **Tabela 8** e na **Figura 3.** Não há diferença significativa ($p > 0,05$) entre o sémen de baixa congelabilidade (50,67±2,67%) e o sémen de alta congelabilidade (56,33±3,32%) em termos de integridade acrosomal. A adição de quercetina (61,83±3,31%) ao sémen de baixa congelabilidade aumentou significativamente a integridade acrossomal ($p < 0,05$) em comparação com o sémen de baixa congelabilidade (50,67±2,67%). Não há diferença significativa ($p > 0,05$) na proporção da população de espermatozóides com acrossoma intacto entre o sêmen de alta congelabilidade (56,33±3,32%) e o sêmen de baixa congelabilidade suplementado com quercetina (61,83±3,31%).

4.4.3 Nível de cálcio intracelular dos espermatozóides

A proporção (Média± SE) de espermatozóides com baixos níveis de cálcio intracelular em touros com alta e baixa congelabilidade do sémen é mostrada na **Tabela 8** e na **Figura 3.**

Table 8. Post-thaw sperm functional attributes in high, low and low freezability semen supplemented with Quercetin (Mean ± S.E.)

Groups	Motility (%)	Viability (%)	Acrosomal integrity (%)	Low intracellular calcium levels (%)	High mitochondrial membrane potential (%)	Low mitochondria specific reactive oxygen species (%)
High freezability semen	58.33 ± 1.05^{a}	72.17 ± 4.13^{a}	56.33 ± 3.32^{ab}	77.17 ± 2.37^{a}	43.00 ± 5.02^{a}	70.33 ± 5.65^{a}
Low freezability semen	38.33 ± 3.33^{b}	48.33 ± 3.62^{b}	50.67 ± 2.67^{b}	68.50 ± 1.43^{b}	25.50 ± 2.69^{b}	34.83 ± 4.34^{b}
Low freezability semen + Quercetin (50µM)	56.67 ± 4.22^{a}	75.67 ± 4.95^{a}	61.83 ± 3.31^{a}	72.50 ± 3.73^{ab}	45.00 ± 3.98^{a}	69.67 ± 4.33^{a}

Mean bearing different superscripts in a column differ significantly ($p < 0.05$)

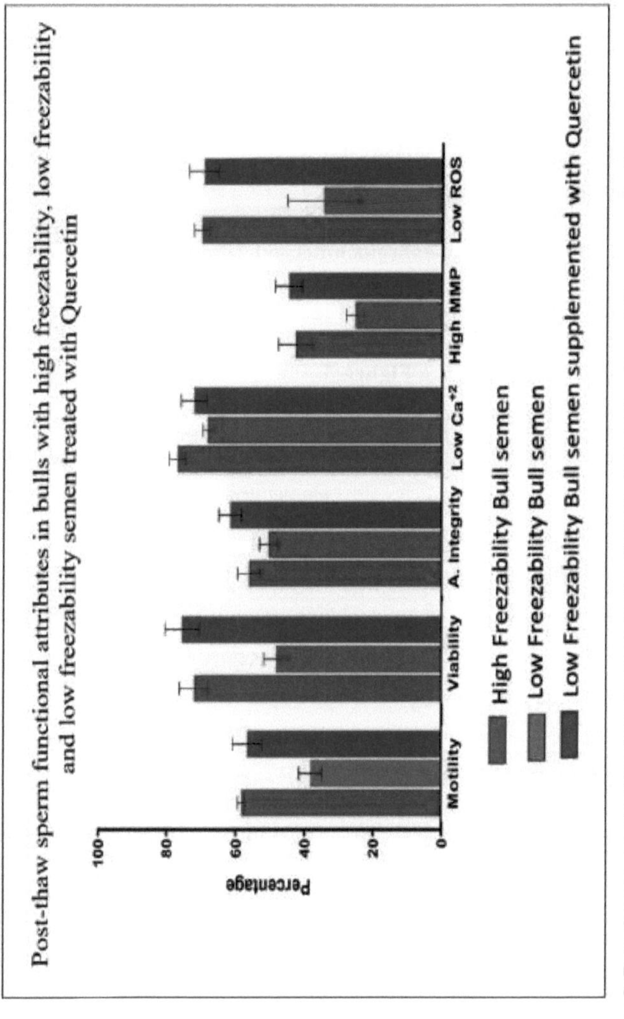

Figure 3. Post-thaw sperm functional attributes in bulls with high, low and low freezability semen supplemented with Quercetin

(Mean ± S. E)

Existe uma diferença significativa ($p < 0,05$) na população de espermatozóides com baixos níveis de cálcio intracelular entre o sémen de alta congelabilidade (77,17±2,37%) e o sémen de baixa congelabilidade

(68,50±1.43%), e a adição de quercetina (72,50±3,73%) ao sémen de baixa congelabilidade não melhora significativamente (p > 0,05) a população de espermatozóides com baixos níveis de cálcio intracelular quando comparada com o sémen de baixa congelabilidade (68,50±1,43%). Não há diferença significativa (p > 0,05) na proporção da população de espermatozóides com baixo nível de cálcio intracelular dos espermatozóides entre o sêmen de alta congelabilidade (77,17±2,37%) e o sêmen de baixa congelabilidade suplementado com quercetina (68,50±1,43%).

4.4.4 Potencial de membrana mitocondrial dos espermatozóides (MMP)

A proporção (Média ± SE) de espermatozóides com alto potencial de membrana mitocondrial em touros com alta e baixa congelabilidade do sêmen é mostrada na **Tabela 8** e **Figura 3.** Há uma diferença significativa (p< 0,05) no potencial de membrana mitocondrial dos espermatozóides entre o sêmen de alta congelabilidade (43,00±5,02%) e o sêmen de baixa congelabilidade (25,50±2,69%), e a adição de Quercetina (45.00±3,98%) ao sémen de baixa congelabilidade melhorou significativamente (p < 0,05) a população de espermatozóides com elevado potencial de membrana mitocondrial quando comparado com o sémen de baixa congelabilidade (25,50±2,69%). Não há diferença significativa (p > 0,05) na proporção de espermatozóides com alto potencial de membrana mitocondrial entre o sêmen de alta congelabilidade (43,00±5,02%) e o sêmen de baixa congelabilidade suplementado com quercetina (45,00±3,98%).

4.4.5 Espécies reactivas de oxigénio específicas das mitocôndrias dos espermatozóides (mROS)

A proporção (Média± SE) de espermatozóides com baixas espécies de oxigénio reativo específico das mitocôndrias em touros com alta e baixa congelabilidade do sémen é mostrada na **Tabela 8** e na **Figura 3.** Existe uma diferença significativa (p< 0,05) na população de espermatozóides com espécies reativas de oxigênio específicas de mitocôndrias baixas entre o sêmen de alta congelabilidade (70,33±5,65%) e o sêmen de baixa congelabilidade (34,83±4,34%), e a adição de quercetina (69,67±4,33%) ao sêmen de baixa congelabilidade melhorou significativamente (p< 0.05) melhorou a população de espermatozóides com baixas espécies reactivas de oxigénio específicas das mitocôndrias quando comparada com o sémen de baixa congelabilidade (34,83±4,34%), mas não há diferença significativa ($p > 0,05$) na proporção da população de espermatozóides com baixos níveis de mROS entre o sémen de alta congelabilidade (70,33±5,65%) e o sémen de baixa congelabilidade suplementado com quercetina (69,67±4,33%).

Todos os atributos funcionais do esperma no sémen de alta congelabilidade foram significativamente ($p<0,05$) superiores aos do sémen de baixa congelabilidade, exceto a integridade acrosomal. A suplementação de quercetina a uma concentração de 50 μM no sémen de baixa congelabilidade melhorou a qualidade do esperma pós-descongelamento do sémen de baixa congelabilidade e elevou-a para os níveis observados no sémen de alta congelabilidade.

4.5 Motilidade inicial em sémen de alta e baixa congelabilidade e motilidade pós-descongelamento em sémen de baixa congelabilidade suplementado com e sem quercetina

A motilidade inicial (Média ± SE) de touros de alta congelabilidade e baixa congelabilidade foi de 76,67± 1,05% e 75,00± 1,29%, respetivamente. Após a criopreservação, a motilidade pós-descongelamento (Média± SE) em touros de baixa congelabilidade suplementados com Quercetina e sem Quercetina foi de 56,67± 4,22% e 38,33± 3,33%, respetivamente, indicando que durante a criopreservação, a suplementação com Quercetina manteve a qualidade do esperma em termos de motilidade pós-descongelamento.

CAPÍTULO - 5

Discussão

No presente estudo, foi estudado o efeito da suplementação de antioxidantes sobre os atributos funcionais do esperma pós-descongelamento em touros Ongole de baixa congelabilidade.

5.1 Atributos funcionais essenciais do esperma

Inicialmente, pensava-se que a motilidade dos espermatozóides era o principal requisito para a fertilidade e, ainda hoje, as estações de sémen de todo o país avaliam maioritariamente a qualidade das doses de sémen congelado apenas com base na motilidade do sémen pós-descongelamento. No entanto, a motilidade apenas ajuda o esperma a chegar ao local da fertilização, mas não garante a fertilização. Evidências acumuladas indicam que vários atributos fenotípicos e funcionais do esperma, além da motilidade espermática, são essenciais para a fertilidade (Kumaresan *et al.,* 2017). Neste estudo, os atributos funcionais do esperma pós-descongelamento, incluindo viabilidade, integridade acrossomal, nível de cálcio intracelular, potencial de membrana mitocondrial e espécies reativas de oxigênio (ROS) específicas da mitocôndria, foram investigados usando técnicas de microscopia fluorescente invertida dependentes de procedimentos de coloração.

A avaliação da viabilidade utilizou o di-acetato de carboxi-fluoresceína (CFDA), um corante não fluorescente permeável à membrana que fica preso nas células com membranas intactas. Após hidrólise por esterases intracelulares, o CFDA liberta 6-carboxi-fluoresceína livre, originando fluorescência (verde). O iodeto de propídio (PI), um corante fluorescente impermeável à membrana, cora o ADN a vermelho nas células com membranas rompidas, deslocando a fluorescência verde do CFDA (Rajak *et al.,* 2016).

A avaliação da integridade acrossomal utilizou Fluorescein isothiocyanate-peanut agglutininin (FITC-PNA), em que o PNA conjugado com FITC se liga à beta galactose na membrana acrossomal externa dos acrossomas reagidos, emitindo fluorescência verde (Singh *et al.,* 2016). Em pormenor, as lectinas marcadas com fluorescência, derivadas de proteínas vegetais, possuem a capacidade de reconhecer e de se ligar a resíduos glucosídicos situados em várias regiões da membrana acrossómica (Odhiambo *et al.*, 2011). Em circunstâncias normais, os ligandos para estas lectinas estão ausentes ou sequestrados sob a membrana acrossómica. No entanto, em casos de espermatozóides com reação acrossómica anormal, estes ligandos ficam expostos. Um exemplo proeminente é a lectina PNA (aglutinina de amendoim), proveniente da planta *Arachis hypogaea*, conhecida pela sua especificidade. A ligação de lectinas, como a FITC-PNA (fluorescein isothiocyanate-peanut agglutininin), ocorre exclusivamente com espermatozóides que exibem acrossomas reagidos, anormalmente configurados ou danificados, resultando na emissão de fluorescência verde. Esta fluorescência pode ser visualizada usando microscopia ou analisada através de citometria de fluxo (Graham *et al.*, 1990; Nagy *et al.*, 2003).

Os níveis de cálcio intracelular foram avaliados utilizando o Fluo-3 AM, um corante não fluorescente permeável às células. As esterases intracelulares clivam o Fluo-3 AM em Fluo-3 altamente fluorescente, que se liga especificamente aos de cálcio intracelulares, produzindo uma fluorescência verde intensa indicativa de níveis elevados de cálcio associados à capacitação prematura e à reação do acrossoma (Harrison *et al.,* 1993).

O procedimento para avaliar o potencial de membrana mitocondrial de espermatozóides (MMP) envolve a utilização de JC-1, um corante altamente específico para mitocôndrias e caracterizado por sua alta sensibilidade. Espermatozóides com mitocôndrias funcionando ativamente exibem maior acúmulo de JC-1 em comparação com aqueles com função mitocondrial prejudicada. JC-1 está presente como um monómero e emite fluorescência verde em baixas concentrações, enquanto que em concentrações mais elevadas, agrega-se e emite fluorescência vermelho-alaranjada (Kumaresan *et al.,* 2017).

Do mesmo modo, o método de avaliação das espécies reactivas de oxigénio específicas das mitocôndrias (mROS) baseia-se no MitoSOXRed, um novo corante fluorogénico concebido para se acumular seletivamente nas mitocôndrias das células vivas. Esta acumulação é facilitada pela inclusão do catião trifenilfosfónio (TPP) na sua estrutura, permitindo-lhe atingir a matriz mitocondrial carregada negativamente. Após a acumulação nas mitocôndrias, o MitoSOXRed interage especificamente com o superóxido mitocondrial (ROS), sofrendo oxidação e convertendo-se no produto fluorescente Ethidium. O etídio permanece retido no interior das mitocôndrias devido à sua carga, contribuindo assim para um sinal fluorescente localizado . A intensidade deste sinal é diretamente proporcional à concentração de iões superóxido presentes na mitocôndria (Kumaresan *et al.,* 2017).

5.2 Efeito da suplementação de antioxidantes selecionados na qualidade do esperma pós-descongelamento

No presente trabalho de investigação, o nosso estudo investigou os efeitos da suplementação antioxidante na qualidade espermática pós-descongelamento em sémen de baixa congelabilidade, com o objetivo de melhorar os resultados de fertilidade em programas de criação de gado.

No presente estudo, a suplementação de quercetina (50µM) aumentou significativamente ($p < 0,05$) a motilidade em comparação com o grupo de controlo, sugerindo o seu potencial para melhorar a motilidade espermática pós-descongelamento. Em consonância com a presente observação, Tvrda *et al.,* (2016) relataram que a suplementação de quercetina a 50µM resultou na melhoria da motilidade pós-descongelamento, atividade mitocondrial e redução do estresse oxidativo, prevenindo a peroxidação lipídica no caso de touros reprodutores Holstein Friesian. Além disso, Tvrda *et al.,* (2014) relataram que a quercetina a 50µM exibiu caraterísticas antioxidantes que se traduziram em uma redução significativa ($p < 0.05$) da produção de superóxido intracelular. Os achados de motilidade espermática pós-descongelamento no presente estudo são semelhantes aos de El-Khawagah *et al.,* (2020), que afirmaram que a suplementação de quercetina a 10µM resultou em aumento significativo na motilidade progressiva pós-descongelamento do sêmen de búfalo.

O efeito benéfico da quercetina pode dever-se à sua ação na redução da peroxidação lipídica, estabelecendo assim um equilíbrio entre a produção e a neutralização de ROS (Griveau e Lannou, 1997). Além disso, foi relatado que a quercetina suprime a peroxidação lipídica (Tvrda *et al.*, 2016), protege contra o congelamento (Tsujimoto *et al*., 2001) e vários tipos de stress (Sasaki *et al*., 2005). Os nossos resultados estão de acordo com estes relatórios também para os espermatozóides.

Nossos resultados foram semelhantes aos achados de Zribi *et al.,* (2012), que relataram que a quercetina (50µM) no meio crioprotetor (congelamento de esperma) aumentou a motilidade espermática, a vitalidade e reduziu a fragmentação e oxidação do DNA espermático após a criopreservação. Eles relataram um aumento significativo ($P < 0,05$) na porcentagem de motilidade total (TM) e motilidade espermática progressiva (PM) com concentração de 50µM . Silva *et al.,* (2016) relataram que a adição de 100 µMde quercetina no extensor de leite desnatado aumentou a motilidade pós-descongelamento para 61,6 ± 17,7% em comparação com 57,6 ± 11,7% no grupo de controle. Ahmed *et al*., (2019) relataram que a adição de 100µM de quercetina ao extensor de congelamento levou a uma motilidade significativamente maior ($p < 0,05$), ou seja, 37,22 ± 1,47% de espermatozóides pós-descongelamento em comparação com 27,78 ± 1,21% no grupo controle durante a criopreservação do sêmen de búfalo.

Os diferentes efeitos da quercetina sobre a motilidade individual observados em diferentes literaturas podem dever-se à diferença de espécies, à técnica de colheita de sémen, à composição do aditivo do sémen, ao protocolo de conservação e à concentração de quercetina utilizada, ao tempo de descongelação, ao tempo despendido pelo observador, à perturbação do funcionamento das proteínas axonais (Mughal *et al*., 2013).

Por outro lado, a suplementação com taurina resultou numa motilidade significativamente mais baixa, indicando efeitos contrastantes entre os antioxidantes. A suplementação de taurina em extensores foi documentada numa série de espécies, incluindo bovinos (Chikhaliya *et al*., 2018), búfalos (Varghese *et al*., 2015), cavalos (Halo *et al*., 2023), javalis (Jang *et al*., 2006), carneiros (Bucak *et al*., 2008) e cães (Martins-Bessa *et al*., 2009).

No presente estudo, a suplementação com taurina (20mM) reduziu significativamente ($p<0,05$) a viabilidade, ressaltando a importância da seleção de antioxidantes adequados para suplementação. Contrariamente aos presentes resultados, Kishore *et al.* (2011), em bovinos, e Beheshti *et al.* (2013), em búfalos, registaram uma motilidade individual significativamente mais elevada na fase pós-descongelamento, mas com uma concentração mais baixa de taurina. Perumal *et al.* (2013) também encontraram uma percentagem de motilidade individual significativamente mais elevada à mesma concentração no sémen de touro Mithun.

À semelhança dos presentes resultados, Sariözkan *et* al. (2009) registaram uma percentagem significativamente mais baixa de motilidade individual a 20 mM de concentração de taurina em touros. Vários trabalhadores também relataram um efeito não significativo na percentagem de motilidade individual utilizando taurina no extensor de sémen em bovinos (Uysal *et al.*,2007), em búfalos (Mughal *et al.*,2013), em cabras angorá (Atessahin *et al.*,2008) e em carneiros (Bucak *et al.*,2008).

O efeito variável da taurina observado na literatura pode dever-se à variação das espécies , à técnica utilizada para a colheita de sémen, à composição do extensor de congelação, ao protocolo de preservação e à concentração de taurina utilizada, à duração da descongelação, ao tempo despendido pelo observador, ao funcionamento desordenado das proteínas axonais (Mughal *et al.*, 2013).

Tanto a suplementação com quercetina como a suplementação combinada levaram a um aumento significativo da viabilidade do esperma em comparação com o grupo de controlo. Isto destaca o potencial de certos antioxidantes, como a quercetina, na preservação da viabilidade do esperma após a criopreservação. No entanto, a suplementação com taurina reduziu significativamente a viabilidade, sublinhando a importância de selecionar antioxidantes adequados para a suplementação.

Curiosamente, a quercetina, a NAC e a combinação de antioxidantes não melhoraram significativamente a integridade acrossomal em comparação com o grupo de controlo. No entanto, a suplementação com taurina reduziu significativamente a integridade acrosomal, sugerindo potenciais efeitos prejudiciais sobre este aspeto da morfologia do esperma. A suplementação com taurina reduziu significativamente a proporção de espermatozóides com baixos níveis de cálcio intracelular em comparação com o grupo de controlo. Em contraste, a quercetina, a NAC e a combinação de antioxidantes não mostraram melhorias significativas nos níveis de cálcio intracelular.

A suplementação com quercetina mostrou uma eficácia superior no aumento do potencial da membrana mitocondrial em comparação com outros antioxidantes e com o grupo de controlo. Isto sugere um papel potencial para a Quercetina na melhoria da função mitocondrial do esperma pós-descongelamento. Recentemente, a quercetina foi descrita como um fitoquímico que pode alterar a função mitocondrial. A quercetina previne as células de lesões mitocondriais regulando a biogénese mitocondrial, o potencial da membrana mitocondrial e o anabolismo do ATP. O potencial da membrana mitocondrial foi restaurado em células humanas após a administração de quercetina *através do* aumento da atividade do ATP, da supressão da fragmentação do ADN e da redução da atividade da caspase-3 (Oliveira *et al.*, 2016). Nossos resultados também concordam com Rakha *et al.,* (2022) que relataram que a suplementação de quercetina (15mM) no extensor de aves vermelhas melhorou a motilidade espermática, viabilidade, atividade mitocondrial, membrana plasmática, integridade do acrossoma e condensação da cromatina, elevando o potencial antioxidante total e a peroxidação lipídica durante a criopreservação.

A quercetina, a N-acetil-L-cisteína e a combinação de antioxidantes reduziram significativamente os níveis de mROS em comparação com o grupo de controlo, indicando o seu potencial para atenuar o stress oxidativo pós-descongelamento. Os nossos resultados actuais também estão de acordo com os resultados de outros estudos que demonstraram os efeitos anti-oxidativos e citoprotectores da quercetina na prevenção do stress oxidativo induzido e da apoptose tanto *in vivo* como *in vitro* em diferentes órgãos (Wang *et al.*, 2018).

A quercetina demonstrou uma poderosa atividade de limpeza contra o anião superóxido, o peroxilo e os radicais do grupo hidroxilo. Além disso, em comparação com a vitamina C e E, a quercetina tem comparativamente maior atividade antioxidante e menor citotoxicidade. Pensa-se que a quercetina pode estabilizar a membrana celular inibindo as enzimas dependentes da calmodulina presentes na membrana celular, como as ATPases e as fosfolipases, que influenciam a permeabilidade da membrana. Devido às suas propriedades antioxidantes, a quercetina tem sido utilizada como aditivo na congelação de esperma de algumas espécies. A suplementação do extensor com Quercetina melhora a qualidade do sémen humano criopreservado (Rakha *et al.*, 2022).

No presente estudo, os nossos resultados sublinham a importância da suplementação antioxidante na modulação da qualidade do esperma pós-descongelamento em sémen de baixa congelabilidade. Enquanto certos antioxidantes, como a quercetina, mostram efeitos promissores na melhoria de atributos funcionais específicos do esperma. A suplementação com taurina não mostrou melhorias significativas na redução dos níveis de mROS. Por conseguinte, a seleção e avaliação cuidadosas dos antioxidantes são cruciais para otimizar os resultados da criopreservação do sémen.

5.3 Avaliação dos atributos funcionais do esperma pós-descongelamento em touros com alta e baixa congelabilidade do sémen.

No presente estudo, a avaliação dos atributos funcionais do esperma pós-descongelamento em touros com alta e baixa congelabilidade do sémen fornece informações valiosas sobre os factores que influenciam a qualidade do esperma após a criopreservação. Em primeiro lugar, os nossos resultados demonstram diferenças significativas na motilidade progressiva e viabilidade pós-descongelamento entre touros de alta e baixa congelabilidade do sémen. O sémen de alta congelabilidade apresentou motilidade e viabilidade superiores em comparação com o sémen de baixa congelabilidade, indicando a importância da congelabilidade do sémen na preservação da funcionalidade do esperma pós-descongelamento.

As proteínas do plasma seminal e do esperma desempenham papéis importantes na sobrevivência do esperma, na fertilização e no metabolismo energético. Estudos recentes mostraram que a composição das proteínas e seus níveis de expressão no plasma seminal e no esperma estão associados a diferenças de congelabilidade entre touros. Algumas das proteínas do plasma seminal bovino ligam-se aos fosfolípidos da membrana plasmática do esperma e impedem o movimento dos fosfolípidos. Os níveis de expressão da proteína de choque térmico (HSP90) foram maiores no sémen com maior criotolerância, e os níveis da HSP90 no esperma de touro foram significativamente diminuídos nos espermatozóides de touro com menor criotolerância (Holt *et al.,* 2015). Holt *et al.* (2015) afirmaram que concentrações mais baixas da proteína de choque térmico A8 (HSPA8) em meios de congelamento causam redução da viabilidade do esperma pós-descongelamento, enquanto concentrações mais altas melhoram a integridade da membrana plasmática.

Curiosamente, enquanto a integridade acrosomal não diferiu significativamente entre o sémen de alta e baixa congelabilidade, foram observadas diferenças nos níveis de cálcio intracelular, no potencial da membrana mitocondrial e nas espécies reactivas de oxigénio específicas da mitocôndria (mROS). O sémen de alta congelabilidade mostrou proporções mais elevadas de espermatozóides com baixos níveis de cálcio intracelular e elevado potencial de membrana mitocondrial, bem como níveis mais baixos de mROS em comparação com o sémen de baixa congelabilidade. Estes resultados sugerem que a congelabilidade do sémen pode influenciar o influxo de de cálcio, a função mitocondrial e a resposta ao stress oxidativo nos espermatozóides pós-descongelamento.

5.4 Avaliação dos atributos funcionais do esperma pós-descongelamento entre sémen de alta congelabilidade, baixa congelabilidade e baixa congelabilidade tratado com quercetina

No presente trabalho de investigação, o nosso estudo examinou o impacto da suplementação de Quercetina nos atributos funcionais do esperma pós-descongelamento em touros com baixa congelabilidade do sémen. Através de uma análise abrangente, elucidámos os efeitos da quercetina em parâmetros-chave, incluindo a motilidade progressiva pós-descongelamento, viabilidade, integridade acrosomal, níveis de cálcio intracelular, potencial de membrana mitocondrial e níveis de espécies reactivas de oxigénio específicas da mitocôndria (mROS).

A suplementação com quercetina melhorou significativamente a motilidade no sémen de baixa congelabilidade, aproximando-a dos níveis observados no de alta congelabilidade. Consistente com a motilidade, a suplementação com quercetina manteve a viabilidade no sémen de baixa congelabilidade, elevando-a efetivamente a níveis comparáveis aos do sémen de alta congelabilidade. Isto destaca os efeitos protectores da Quercetina na viabilidade do esperma durante o período pós-descongelamento.

Embora não tenham sido observadas diferenças significativas na integridade acrosomal entre o sémen de alta e baixa congelabilidade, a suplementação com quercetina melhorou notavelmente a integridade acrosomal no sémen de baixa congelabilidade. Este facto sugere um papel potencial da quercetina na preservação da integridade acrossomal, que é crucial para a competência da fertilização. A suplementação com quercetina não afectou significativamente os níveis de cálcio intracelular no sémen de baixa congelabilidade. No entanto, vale a pena notar a diferença significativa nos níveis de cálcio entre o sémen de alta e baixa congelabilidade, indicando diferenças inerentes à regulação do cálcio.

A suplementação com quercetina aumentou significativamente o potencial da membrana mitocondrial no sémen de baixa congelabilidade, sugerindo uma melhoria da função mitocondrial. Este facto é particularmente importante, pois a saúde mitocondrial está intimamente ligada à motilidade e à viabilidade dos espermatozóides. A suplementação com quercetina reduziu eficazmente os níveis de mROS no sémen de baixa congelabilidade, atenuando o stress oxidativo e preservando a qualidade do esperma. Os antioxidantes são moléculas que inibem a formação de ROS e a peroxidação lipídica. A superóxido dismutase, a glutationa peroxidase e a catalase são os antioxidantes mais conhecidos e importantes para a função espermática, pois protegem as células espermáticas do stress oxidativo. Os antioxidantes endógenos presentes no sémen bovino não são suficientes para garantir a integridade do esperma contra o stress oxidativo durante a criopreservação. A suplementação de antioxidantes é necessária para melhorar a viabilidade das células espermáticas pós-descongelamento.

Os extractos derivados de plantas são fontes de antioxidantes naturais com menor citotoxicidade em comparação com os antioxidantes artificiais. A quercetina (QUE), um flavonoide natural abundante em bagas, citrinos, chá, vinho tinto, cacau e cebolas vermelhas, apresenta propriedades antioxidantes in vitro em virtude da sua capacidade de inibir a oxidação através da eliminação de radicais livres (Maalik *et al.*, 2014). Este composto polifenólico possui várias actividades biológicas, incluindo efeitos antioxidantes, atribuídos à sua subestrutura química que neutraliza a oxidação através da eliminação de radicais livres. Estudos demonstraram os efeitos benéficos da quercetina na viabilidade do esperma, tanto em amostras frescas como após criopreservação, em diferentes espécies animais (Gibb *et al.*, 2013). A adição de quercetina aumenta significativamente a viabilidade do esperma, atenuando os danos induzidos pelo stress oxidativo e reduzindo os níveis de espécies reactivas de oxigénio. O mecanismo da quercetina envolve a prevenção da peroxidação lipídica através da inibição da produção de radicais livres, em conjunto com o alfa-tocoferol, atrasando assim a oxidação e promovendo a expressão de enzimas como a glutationa S-transferase e a glucuronosil transferase. A quercetina ultrapassa, nomeadamente, as vitaminas E e C na sua eficácia contra a oxidação e as espécies reactivas de oxigénio. Além disso, estudos sublinham a importância de incorporar a quercetina em diluentes de sémen para vários animais (Maalik *et al.*, 2014).

No geral, os nossos resultados destacam o potencial da suplementação de quercetina na melhoria da qualidade do esperma pós-descongelamento, especialmente no sémen com menor congelabilidade. Ao abordar vários aspectos da funcionalidade do esperma, a quercetina surge como um antioxidante promissor para melhorar os resultados da criopreservação do sémen e otimizar a fertilidade em programas de criação de gado.

CAPÍTULO - 6

Resumo e conclusão

6. RESUMO E CONCLUSÃO

O desafio global do declínio da eficiência reprodutiva no gado leiteiro destaca a necessidade de abordar a fertilidade do touro, que tem sido relativamente negligenciada em comparação com a fertilidade da vaca. Embora a inseminação artificial e a criopreservação de sémen tenham revolucionado a criação de bovinos, os danos induzidos pela criopreservação, particularmente os relacionados com o stress oxidativo, representam um obstáculo significativo à manutenção da qualidade e fertilidade do esperma pós-descongelamento.

A fertilidade do touro e a congelabilidade do sémen são cruciais para aumentar o sucesso reprodutivo nos programas de criação de gado leiteiro. Ao combater os danos induzidos pela criopreservação através da suplementação com antioxidantes, esta investigação fornece informações sobre potenciais estratégias para melhorar a economia leiteira e garantir uma produção sustentável de gado.

Os esforços de investigação têm-se concentrado na incorporação de antioxidantes em extensores de sémen para mitigar o stress oxidativo e preservar a qualidade do esperma. No entanto, faltam estudos sobre raças bovinas autóctones e os seus atributos funcionais específicos do esperma, para além da motilidade pós-descongelamento. Com este pano de fundo, o presente estudo foi realizado para preencher esta lacuna, investigando o impacto da suplementação antioxidante na qualidade do esperma pós-descongelamento e nos atributos funcionais em touros com baixa congelabilidade do sémen. Os resultados sugerem que a suplementação com antioxidantes, particularmente a quercetina, é promissora na melhoria da qualidade do esperma pós-descongelamento e na redução da diferença entre sémen de alta e baixa congelabilidade.

Doze touros Ongole, incluindo seis touros de baixa congelabilidade (n = 6) e seis de alta congelabilidade (n = 6), foram utilizados no presente estudo. O sémen de touros com baixa congelabilidade foi criopreservado com um extensor suplementado com antioxidantes, dividindo o ejaculado em cinco grupos (Controlo, Taurina@20mM, N-Acetil-L-Cisteína@1mM, Quercetina e uma combinação de três aditivos). O sémen de alta congelabilidade foi criopreservado com um extensor regular sem qualquer suplementação. Atributos funcionais essenciais do esperma, incluindo motilidade progressiva pós-descongelamento, viabilidade, integridade acrossomal, nível de cálcio intracelular de espermatozóides, potencial de membrana mitocondrial e espécies reactivas de oxigénio específicas da mitocôndria, foram avaliados em todos os doze touros. Foram feitas três comparações: primeiro, entre touros de alta congelabilidade e de baixa congelabilidade; segundo, entre o controlo e quatro grupos de tratamento de sémen de baixa congelabilidade; e por último, entre sémen de touro de alta congelabilidade, de baixa congelabilidade sem quaisquer aditivos, e sémen de baixa congelabilidade tratado com Quercetina (o melhor grupo de tratamento).

Os valores médios ± E.S. (%) de motilidade, viabilidade, integridade acrossomal, níveis de cálcio intracelular, níveis de MMP e mROS dos espermatozóides foram 58,33±1,05, 72,17±4,13, 56,33±3,32, 77,17±2,37, 43,00±5,02 e 70,33±5,65, respetivamente, em espermatozóides de alta

sémen de touro congelável. Os valores médios ± E.S. (%) de motilidade, viabilidade, integridade acrossomal, níveis de cálcio intracelular, níveis de MMP e mROS dos espermatozóides foram

38.33± 3.33, 48.33± 3.62, 50.67± 2.67, 68.50± 1.43, 25.50± 2.69 e 34.83± 4.34 respetivamente, no sémen de touro de baixa congelabilidade. O sémen de touro de alta congelabilidade apresentou valores significativamente ($p < 0,05$) mais elevados do que o sémen de touro de baixa congelabilidade em todos os atributos funcionais do esperma, exceto na integridade acrosomal.

Os valores médios ± E.S. (%) de motilidade, viabilidade, integridade acrossomal, níveis de cálcio intracelular, níveis de MMP e mROS dos espermatozóides foram 56,67± 4,22,

75,67± 4,95, 61,83± 3,31, 72,50± 3,73, 45,00± 3,98 e 69,67± 4,33, respetivamente, em

sémen de touro de baixa congelabilidade suplementado com quercetina.

Entre todos os grupos de tratamento, a suplementação de Quercetina (50µM) em sémen de baixa congelabilidade melhorou os atributos funcionais do esperma pós-descongelamento em comparação com o grupo de controlo, seguido por uma combinação de três aditivos (50μM Quercetina+ 1mM N-Acetil-L-Cisteína, 20mM Taurina) e N-Acetil-L-Cisteína (1mM). A suplementação com taurina mostrou efeitos negativos na qualidade do esperma pós-descongelamento a uma concentração de 20mM em todos os atributos funcionais do esperma, exceto nos níveis de espécies reactivas de oxigénio específicas da mitocôndria.

A suplementação de sémen de baixa congelabilidade com quercetina (50μM) resultou numa melhoria da qualidade do sémen pós-descongelamento para os níveis observados no sémen de touro de alta congelabilidade.

Conclusões

- Os touros com elevada congelabilidade do sémen apresentam geralmente melhores atributos funcionais do esperma pós-descongelamento em comparação com os touros com baixa congelabilidade do sémen.
- No sémen de baixa congelabilidade, a suplementação de Quercetina (50µM) mostrou um efeito positivo significativo em vários atributos funcionais do esperma pós-descongelamento, tornando-os iguais aos níveis observados no sémen de touro Ongole de alta congelabilidade.
- A suplementação com quercetina (50µM) reduzirá a taxa de rejeição de sémen e as taxas de abate de touros valiosos de pedigree elevado na estação de sémen, assim as perdas económicas.
- Os resultados relativos à suplementação de quercetina (50µM) no sémen de raças indígenas como os touros Ongole sugerem potenciais aplicações noutras raças de gado e mesmo noutras espécies.
- Outras investigações poderiam explorar a aplicabilidade e a eficácia da suplementação antioxidante na melhoria dos atributos funcionais e da fertilidade do esperma pós-descongelamento.

Bibliografia

Abouelezz MF, Montaser AE, Hussein MS, Eldesouky AM, Badr MR, Hegab AO, Balboulaa AZ e Zaabela SM (2016) O efeito das ciclodextrinas carregadas de colesterol na qualidade pós-descongelação do sémen de búfalo em relação aos danos no ADN e à ultraestrutura do esperma. *Biologia Reprodutiva,* **214**: 1-9

Agarwal A, Nallella KP, Allamaneni SSR e Said TM (2004) Role of antioxidants in treatment of male infertility: An overview of the literature. *Reproductive Biomedicine Online*, **8**: 616-627.

Ahmed H, Jahan S, Salman MM e Ullah F (2019) Efeitos estimulantes da quercetina no extensor de ácido tris-cítrico na qualidade pós-descongelamento e na fertilidade in vivo dos espermatozóides de búfalos. *Theriogenology*, **134**: 18-23.

Aitken RJ, e Curry BJ (2011) Regulação redox da função do esperma humano: Do controlo fisiológico da capacitação dos espermatozóides à etiologia da infertilidade e dos danos no ADN na linha germinal. *Antioxidant and Redox Signaling*, **14**: 367-381.

Aitken RJ, Ryan AL, Baker MA e McLaughlin EA (2004) Redox activity associated with the maturation and capacitation of mammalian spermatozoa. *Free Radical Biology and Medicine*, **36**: 994-1010

Ali MM e Banana HJH (2020) Efeito da adição de N-acetilcistieno e extrato de avena sativa ao extensor tris nas caraterísticas do sémen pós-crio-conservação de touros Holstein. *Arquivos de Plantas*, **20**: 209-1216.

Andrabi S e Maxwell W (2007) A review on reproductive biotechnologies for conservation of endangered mammalian species. *Animal Reproduction Science*, **99**: 223-243.

Andreea A and Stela Z (2010) Role of antioxidant additives in the protection of the cryopreserved semen against free radicals. *Cartas da Biotecnologia Romena*, **15**: 33-41.

Anzar M, Rasul Z, Ahmed TA e Ahmad N (2010) Resposta dos espermatozóides de búfalo a baixas temperaturas durante a criopreservação. *Reprodução, Fertilidade e Desenvolvimento*, **22**: 871-880.

Armstrong JS, Rajasekaran M, Chamulitrat W, Gatti P, Hellstrom WJ e Sikka SC (1999) Characterization of reactive oxygen species induced effects on human spermatozoa movement and energy metabolism. *Free Radical Biology and Medicine*, **26**: 869-880.

Atessahin A, Bucak MN, Tuncer PB e Kızıl M. (2008) Effects of anti-oxidant additives on microscopic and oxidative parameters of Angora goat semen following the freeze- thawing process. Small Ruminant Research, **77**: 38-44.

Avdatek F, Yeni D, Inanc ME, Cil B, Tuncer BP, Turkmen R e Tasdemir U (2018) Suplementação de Quercetina para integridade avançada de DNA na criopreservação de sêmen de touro. *Andrologia*, **12975**: 1-7.

Awda BJ, Mackenzie-Bell MM e Buhr MM (2009) Reactive oxygen species and boar Sperm function. *Biology of Reproduction*, **81**: 553-561.

Bailey J, Morrier A, e Cormier N (2003) Semen cryopreservation: Successes and persistent problems in farm species. *Canadian J. Animal Science*, **83**: 393-401.

Bansal AK e Bilaspuri GS (2010) Impacts of oxidative stress and antioxidants on semen functions (Impactos do stress oxidativo e dos antioxidantes nas funções do sémen). *Veterinary Medicine International*, **1**: 1-7.

Barkema HW, Keyserlingk MAV, Kastelic JP, Lam TJGM, Luby C, Roy JP, LeBlanc SJ, Keefe GP e Kelton DF (2015) Revisão convidada: Changes in the dairy industry affecting dairy cattle health and welfare. *J. Dairy Science*, **98**: 7426-7445.

Bassuony NI, Assi MM, Sakr AA, Bakr AA, Anwar DA e Badr MR (2023) Effect of bioactive compounds of lemon, onion and garlic extract on buffalo semen quality, antioxidant status and ultrastructure changes. *Alexandria J. Veterinary Sciences*, **76**: 108-116.

Bedford SJ, Meyers SA e Varner DD (2000) Acrosomal status of fresh, cooled and cryopreserved stallion spermatozoa. *J. Reproduction and Fertility*, **56**: 133-140.

Beheshti R, Yosefi-Asl M, Eshratkhah B. e Ghale-Kandi GJ. (2013) Efeitos da adição de taurina aos extensores de sémen nos factores microscópicos do esperma de touros de búfalo após a descongelação. Boletim de Búfalos, **32**: 1-9

Bilodeau JF, Chatterjee S, Sirard MA e Gagnon C (2000) Levels of antioxidant defenses are decreased in bovine spermatozoa after a cycle of freezing and thawing. *Molecular Reproduction and Development*, **55**: 282-288.

Bouckenooghe T, Remacle C e Reusens B (2006) A taurina é um nutriente funcional? *Current Opinion in Clinical Nutrition and Metabolic Care*, **9**: 728-733.

Bucak MN, Ateşşahin A e Yüce A. (2008) Efeito dos anti-oxidantes e dos parâmetros de stress oxidativo no sémen de carneiro após o processo de congelação-descongelação. Small Ruminant Research, **75**: 128-134.

Butler ML, Bormann JM, Weaber RL, Grieger DM e Rolf MM (2020) Seleção para a fertilidade do touro: uma revisão. *Ciência Animal Translacional*, **4**: 423-441.

Chaudhary KF, Suthar BN, Nakhashi HC e Mohapatra SK (2022) Effect of curcumin as semen additive on seminal attributes and biochemical parameters of Kankrej bull spermatozoa. *Ciência dos Ruminantes*, **11**: 57-62.

Chaveiro A, Machado L, Frijters A, Engel B e Woelders H (2006) Melhoria dos parâmetros do meio de congelação e do protocolo de congelação para esperma de touro utilizando dois suportes osmóticos. *Theriogenology*, **65**: 1875-1890.

Cheeseman KH e Slater TF (1993) An introduction to free radical biochemistry. *British Medical Bulletin*, **49**: 481-493.

Chelucci S, Pasciu V, Succu S, Addis D, Leoni GG, Manca ME, Naitana S e

Berlinguer F (2015) O extensor à base de lecitina de soja preserva a integridade da membrana dos espermatozóides e o potencial de fertilização durante a criopreservação do sémen de cabra. *J. Theriogenology*, **14**: 1-12.

Chikhaliya PS, Ahlawat AR, Singh VK, Vijyeta HP, Odedra MD e Vala KB (2018) Efeito de diferentes concentrações de taurina em certos parâmetros bioquímicos durante a criopreservação do sémen de touro Gir. *International J. Current Microbiology and Applied Sciences*, **7**: 1441-1447.

Chikhaliya PS, Ahlawat AR, Singh VK, Vijyeta HP, Vala MDB (2018) Efeito de diferentes concentrações de taurina em certos parâmetros bioquímicos durante a criopreservação do sémen de touro Gir. International J. of Current Microbiology and Applied Sciences, **7**: 1441-1447.

Chung ELT, Nayan N, Nasir NSM, Hing PSA, Ramli S, Rahman MHA e Kamalludin MH (2019) Efeito do mel como aditivo para criopreservação na qualidade do sémen de touros de diferentes raças bovinas em tropicais. *J. Saúde e Produção Animal*, **7**(4): 171-178.

Dalal J, Kumar P, Chandolia RK, Pawaria S, Rajendran R, Sheoran S, Andonissamy J e Kumar D (2022) A new role for RU486 (mifepristone): Protege o esperma da capacitação prematura durante a criopreservação em búfalos. *Scientific Reports*, **12**: 1-10.

De Vries KJ, Wiedmer T, Sims PJ e Gadella BM (2003) Caspase independent exposure of aminophospholipids and tyrosine phosphorylation in bicarbonate responsive human sperm cells. *Biology of Reproduction*, **68**: 2122-2134.

Dipti N, Harshit S, Surajit D, Arsha S e Divyanshu L (2023) Role of semen additives in cryopreservation. *The Pharma innovation J.*, **12**: 3137-3141.

Dirami T, Rode B, Jollivet M, Da Silva ND, Escalier D, Gaitch N, Norez, C, Tuffery P, Wolf JP, Becq F, Ray PF, Dulioust E, Gacon G, Bienvenu, T, e Touré A (2013) Missense mutations in SLC26A8, encoding a sperm-specific activator of CFTR are associated with human asthenozoospermia. *American J. Human Genetics*, **92**: 760-766.

Dragileva E, Rubinstein S e Breitbart H (1999) Intracellular Ca2+-Mg2+-ATPase regulates calcium influx and acrosomal exocytosis in bull and ram spermatozoa. *Biology of Reproduction*, **61**: 1226-1234.

Ercal N, Gurer-Orhan H e Aykin-Burns N (2001) Toxic metals and oxidative stress part I: mechanisms involved in metal-induced oxidative damage. *Current Topics in Medicinal Chemistry*, **1**: 529-539.

Fickel J, Wagener A, e Ludwig A (2007) Semen cryopreservation and the conservation of endangered species. *European J. Wildlife Research*, **53**: 81-89.

Foote RH (2002) The history of artificial insemination: Selected notes and notables. *J. Animal Science,* **80**: 1-10.

Funk DA (2006) Major advances in globalization and consolidation of the artificial insemination industry (Grandes avanços na globalização e consolidação da indústria de inseminação artificial). *J. Dairy Science*, **89**: 1362-1368.

Gadella BM, Rathi R, Brouwers JFHM, Stout TAE e Colenbrander B (2002) Capacitação e reação do acrossoma no esperma de equídeos. *Animal Reproduction Science*, **68**: 249-265.

Gibb ZTJ, Butlera LHA, Morrisb WMC, Maxwella CG, Grupena (2013) A quercetina melhora as caraterísticas pós-descongelamento do esperma de garanhão criopreservado com e sem sexo. *Theriogenology*, **79**: 1001-1009.

Graham JK, Kunze E e Hammerstedt RH (1990) Analysis of sperm cell viability, acrosomal integrity, and mitochondrial function using flow cytometry. *Biology of Reproduction*, **43**: 55-64.

Griveau JF e Le Lannou D (1997) Reactive oxygen species and human spermatozoa: Physiology and pathology. *International J. of Andrology*, **20**: 61-69.

Gupta SD, Mills CL e Fraser LR (1999) Ca2+-related changes in the capacitation state of human spermatozoa assessed by a chlortetracycline fluorescence assay. *J. Reproduction and Fertility*, **99**: 135-143.

Guthrie HD, Welch GR e Long JA (2008) Mitochondrial function and reactive oxygen species action in relation to boar motility. *Theriogenology*, **70**: 1209-1215

Halo M, Tirpák F, Slanina T, Tokárová K, Massányi M, Dianová L, Mlyneková E, Greń A, Halo M. e Massányi P (2023) Uma combinação de taurina e cafeína no extensor de sêmen de garanhão afeta positivamente os parâmetros dos espermatozóides. *Células*, **12**: 320.

Harrison RAP, Mairet B e Miller NGA (1993) Flow cytometric studies of bicarbonate mediated Ca2+ influx in boar sperm populations. Molecular Reproduction and Development, 35: 197-208.

Hartree EF e Srivastava PN (1965) Chemical composition of the acrosomes of ram spermatozoa. *J. Reproduction and Fertility*, **9**: 47-60.

Holt WV (1997) Estratégias alternativas para a preservação a longo prazo. *Reproduction, Fertility, and Development*, **9**: 309-319.

Holt WV, Del Valle I e Fazeli A (2015) A proteína de choque térmico A8 estabiliza a membrana plasmática do esperma de touro durante a criopreservação: Efeitos da raça, concentração de proteína e modo de uso. *Theriogenology*, **84**: 693-701.

Hussain M, Begum SS, Kalita MK, Ahmed KU e Nath R (2018) Aditivos utilizados na conservação do sémen em animais: Uma breve revisão. *International J. Chemical Studies*, **6**: 354-361.

Hussein YS (2018) Eficácia crioprotectora dos espermatozóides de touros frísios locais utilizando extensor tris enriquecido com antioxidantes naturais ou sintéticos. *Egyptian J. Animal Production*, **55**: 1-6.

Insani K, Sri R, Agung P e Aries S (2014) Níveis de espermatozóides MDA após o processo de congelação. *J. Biotropia*, **3**: 1-10

Isachenko E (2003) Vitrification of mammalian spermatozoa in the absence of cryoprotectants: from past practical difficulties to present success. *Reproductive Biomedicine Online*, **6**: 191-200.

Jang HY, Kong HS, Park CK, Oh JD, Lee SG, Cheong HT, Kim JT, Lee SJ, Yang BK e Lee HK (2006) Efeitos da taurina nas caraterísticas do esperma durante o armazenamento in vitro do sémen de varrasco. *Asian-Australasian J. of Animal Sciences*, **19**: 1561-1565.

Karanwal S, Pal A, Chera JS, Batra V, Kumaresan A, Datta TK, Kumar R (2023) Identification of protein candidates in spermatozoa of water buffalo (Bubalus bubalis) bulls helps in predicting their fertility status. *Frontiers in cell and developmental biology,* **1**:1119220.

Khan IM, Xu D, Cao Z, Liu H, Khan A, Rahman SU, Ahmed JZ, Raheem MA e Zhang Y (2021) A adição de L-cisteína e vitamina E ao diluente de sémen melhora as caraterísticas dos espermatozóides liofilizados em touros de gado cruzado em ambiente subtropical. *Pakistan J. Zoology*, **53**: 1-11.

Khan J, Tahir MZ, Khalid A, Sattar A e Ahmad N (2017) Effect of cholesterol-loaded cyclodextrins on cryosurvival of dog spermatozoa. *Reprodução nos Animais Domésticos*, **52**: 265-268.

Khawagah ARM, Kandiel MMM e Samir H (2020) Efeito da suplementação de quercetina no extensor na cinemática do esperma, liberação de enzimas extracelulares e estresse oxidativo do sêmen descongelado de touros de búfalos egípcios. *Fronteiras em Ciências Veterinárias*, **7**: 1-10.

Kinkar D, Karunakaran M, Debajyoti S, Asish D, Mokidur R e Sangram SK (2020) Revisão sobre os recentes avanços nos aditivos de sémen para melhorar a criopreservação do sémen de touro.
J. Estudos de Entomologia e Zoologia, **8**: 1493-1505.

Kishore A, Raina VS, Mohanty TK, Gupta AK, Bishist R, Singh M e Rao TKS (2011) Avaliação de antioxidantes para a preservação do sémen de bovinos. *Indian Veterinary J.*, **88**: 37- 39.

Kumar N, Gaur M, Jhamb D e Vyas J (2023) Effect of different concentrations of trehalose on post-thaw quality of surti buffalo (Bubalus bubalis) Bull Semen. *Indian J. Veterinary Science and Biotechnology*, **19**: 1-9

Kumar P, Kumar D, Sikka P e Singh P (2015) Sericin supplementation improves semen freezability of buffalo bulls by minimizing oxidative stress during cryopreservation. *Animal Reproduction Science*, **152**: 26-31.

Kumar R, Singh VK, Chhillar S e Atreja SK (2013) Efeito da suplementação de taurina ou trealose no extensor na imunolocalização de fosfoproteínas de tirosina em espermatozóides criopreservados de búfalos e bovinos (Karan Fries). *Reprodução em Animais Domésticos*, **48**: 407-415.

Kumaresan A (2018) Avanços na avaliação da qualidade do esperma em relação à fertilidade do touro.
XXXIV Convenção Anual do *ISSAR* e Simpósio Internacional, Anand: 231-236.

Kumaresan A, Ansari MR e Abhishek G (2005) Modulation of post-thaw sperm functions with oviductal proteins in buffaloes. *Animal reproduction science*, **90:** 73-84

Kumaresan A, Gupta MD, Datta TK e Morrell JM (2020) Integridade do DNA do esperma e fertilidade masculina em animais de fazenda: Uma revisão. *Fronteiras em Ciências Veterinárias*. **7:** 1-15.

Kumaresan A, Johannisson A, Essraa M, Essawe A e Morrell JM (2017) A viabilidade do esperma, as espécies reactivas de oxigénio e o índice de fragmentação do ADN combinados podem discriminar entre touros de fertilidade acima e abaixo da média. *J. Dairy Science*, **100**: 5824-5836.

Kumaresan A, Kadirvel G, Bujarbaruah KM, Bardoloi RK, Anubrata D, Satish K e Naskar S (2009) A preservação do sémen de javali a 18 C induz a peroxidação lipídica e alterações do tipo apoptose nos espermatozóides. *Animal reproduction science,* **110:** 162-171

Langlais J and Roberts KD (1985) A molecular membrane model of sperm capacitation and the acrosome reaction of mammalian spermatozoa. *Gamete Research*, **12**: 183-224.

Lasley JF (1951) Spermatozoan motility as a measure of semen quality. *J. Animal Science*, **10**: 211-218.

Layek SS, Mohanty TK, Kumaresan A e Parks JE (2016) Cryopreservation of bull semen: Evolução de extensores à base de gema de ovo para extensores à base de soja. *Animal Reproduction Science*, **172**: 1-9.

Liman MS, Hassen A, McGaw LJ, Sutovsky P e Holm DE (2022) Potencial utilização de extractos de taninos como aditivos no sémen destinado a criopreservação: A review. *Animals*, **12**: 1- 12.

Lonergan P (2018) Historical and futuristic developments in bovine semen technology. *Animal*. **1**: 4-18.

Maalik A, Khan F, Mumtaz A, Mehmood A, Azhar S, Atif M, Karim S, Altaf Y e Tariq I (2014) Aplicações farmacológicas da quercetina e seus derivados: Uma breve revisão. *Tropical J. Pharmaceutical Research*, **13**: 1561-1566.

Marcinkiewicz J e Kontny E (2014) Taurina e doenças inflamatórias. Aminoácidos, **46**: 7-20.

Marin S, Chiang K, Bassilian S, Lee WNP, Boros LG, Fernández-Novell JM, Centelles JJ, Medrano A, Rodriguez-Gil JE e Cascante M (2003) Estratégia metabólica dos espermatozóides de javali revelada por uma caraterização metabolómica. *FEBS letters*, **554**: 342-346.

Martins-Bessa A, Rocha A e Mayenco-Aguirre A (2009) Efeitos da suplementação com taurina e hipotaurina e das concentrações de ionóforos na reação de acrossoma pós-descongelamento de espermatozóides de cão. *Theriogenology*, **71**: 248-253.

Mazzilli F, Rossi T, Sabatini L, Pulcinelli FM, Rapone S, Dondero F e Gazzaniga PP

(1995) Human sperm cryopreservation and reactive oxygen species (ROS) production. *Ata Europaea Fertilitatis*, **26**: 145-148.

Medeiros CMO, Forell F, Oliveria ATD e Rodrigues JL (2002) Estado atual da criopreservação de esperma: porque não é melhor? *Theriogenology*, **57**: 327-344.

Moustafa MH, Sharma RK, Thornton J, Mascha E, Abdel-Hafez MA, Thomas AJ e Agarwal A (2004) Relação entre a produção de ROS, apoptose e desnaturação do ADN em espermatozóides de pacientes examinados por infertilidade. *Human Reproduction*, **19**: 129-138

Mughal DH, Ijaz A, Yousaf MS, Rehman H, Aleem M, Zaneb H, Rabbani I e Wadood F (2013) A influência da suplementação de taurina no extensor de glicerol de gema de ovo com lactose para a criopreservação do sémen de búfalo (Bubalus bubalis). *J. of Animal and Plant Sciences*, **23**: 715-720.

Nadehm AHA (2019) Papel da taurina no desempenho do sistema reprodutor masculino em ratos machos adultos expostos ao stress oxidativo por peróxido de hidrogénio. *J. Applied Veterinary Science,* **4:** 71-79.

Nagy S, Jansen J, Topper EK and Gadella BM (2003) A triple-stain flow cytometric method to assess plasma and acrosome-membrane integrity of cryopreserved bovine sperm immediately after thawing in presence of egg-yolk particles. *Biology of reproduction*, **68**: 1828-1835.

Nain D, Harshit Saroha, Surajit Das, Arsha Shaji e Divyanshu Lakhanpal (2023a) Role of semen additives in cryopreservation. *The Pharma Innovation J.*, **12**: 3137-3141.

Nain D, Mohanty TK, Dewry RK, Bhakat M, Nath S, Gupta VK e Parray MA (2023b) O hidroxitolueno butilado (BHT) melhora a qualidade do sémen pós-descongelamento na criopreservação de esperma de baixa dose em touro de búfalo Murrah. *Cryo Letters*, **44**: 57-65.

Neild D, Chaves G, Flores M, Mora N, Beconi M e Aguero A (1999) Hypoosmotic test in equine spermatozoa. *Theriogenology,* **51**: 721-727.

Nichi M, Bols PEG, Züge RM, Barnabe VH, Goovaerts IGF, Barnabe RC e Cortada CNM (2006) Variação sazonal da qualidade do sémen em touros Bos indicus e Bos taurus criados em condições tropicais. *Theriogenology*, **66**: 822-828.

Odhiambo JF, Sutovsky M, DeJarnette JM, Marshall C e Sutovsky P (2011) Adaptação do ensaio de qualidade do esperma baseado na ubiquitina-PNA para avaliação do sémen por um citómetro de fluxo convencional e uma plataforma dedicada à análise citométrica de fluxo do sémen. *Theriogenology*, **76**: 1168-1176.

Oliveira VM, Carraro E, Auler ME e Khalil NM (2016) Quercetina e rutina como potenciais agentes antifúngicos contra Cryptococcus spp. *Brazilian J. of Biology*, **76**: 1029-1034.

Parrish JJ, Susko Parish JL e Graham JK (1999) Capacitação in vitro de espermatozóides bovinos: papel do cálcio intracelular. *Theriogenology*, **51**: 461-472.

Patel GK, Haque N, Madhavatar M, Chaudhari AK, Patel DK, Bhalakiya N, Jamnesha N, Patel P e Kumar R (2017) Artificial insemination: Uma ferramenta para melhorar a produtividade do gado. *J. Pharmacognosy and Phytochemistry*, **1**: 307-313.

Perumal P, Vupru K e Rajkhowa C (2013) Efeito da adição de taurina no armazenamento líquido a 5°C do sémen de Mithun (Bos frontalis). *Veterinary Medicine International*, **1**: 1-10.

Pons-Rejraji HP, Sion B, Saez F, Brugnon F, Janny L e Grizard G (2009) Role of reactive oxygen species (ROS) on human spermatozoa and male infertility. *Gynecologie, Obstetrique et Fertilite*, **37**(6): 529-535.

Prasetyowati MH, Pradista LA, Widyas N e Prastowo S (2021) Estimativa da capacidade de produção mais provável da qualidade do sémen de bovinos de Bali. *Série de conferências IOP: Ciências da Terra e do Ambiente: Conferência Internacional sobre Pecuária em Ambiente Tropical,* **902**: 1-6.

Prastiya RA, Suprayogi TW, Debora AE, Wijayanti A, Amalia A, Sulistyowati D e Nugroho AP (2023) A adição de extrato de chá verde a um extensor de gema de ovo à base de Tris melhora a qualidade do esperma do touro Bali. *Animal Bioscience*, **36**: 209-217.

Purdy PH (2006) A review on goat sperm cryopreservation. *Small Ruminant Research*, **6**: 215- 225.

Pytlík J, Codl R, Ducháček J, Georgijevič Savvulidi FGG, Vrhel M e Stádník L (2023) A suplementação com lipoproteína de baixa densidade melhora a qualidade das doses de inseminação dos touros Holstein. *Jornal Checo de Ciência Animal*, **68**: 64-71.

Raheja N, Choudhary S, Grewal S, Sharma N e Kumar N (2018) Uma revisão sobre extensores de sémen e aditivos utilizados na preservação do sémen de bovinos e búfalos. *J. Entomology and Zoology Studies*, **6**: 239-245.

Rajak SK, Thippeswamy VB, Kumaresan A, Layek SS, Mohanty TK, Gaurav MK, Chakravarty AK, Datta TK, Manimaran A e Prasad S (2016) Testicular cytology indicates differences in Sertoli cell counts between 'good freezer' and 'poor freezer' bulls. *Indian J Experimental Biology*, **54**: 17-25

Rakha A, Umar N, Rabail R, Butt MS, Kieliszek M, Hassoun A e Aadil RM (2022) Potencial anti-inflamatório e anti-alérgico dos flavonóides dietéticos: A review. *Biomedicina e Farmacoterapia*, **156**: 113945.

Rath D, Bathgate R, Rodriguez-Martinez HR, Roca J, Strzezek J e Waberski D (2009) Recent advances in boar semen cryopreservation (Avanços recentes na criopreservação de sémen de varrasco). *Suplemento da Sociedade de Reprodução e Fertilidade*, **66**: 51-66.

Rizkallah N, Chambers CG, de Graaf SPD e Rickard JP (2022) Factores que afectam a sobrevivência dos espermatozóides de carneiro durante o armazenamento líquido e opções de melhoria. *Animals*, **12**: 1- 18.

Ros-Santaella JL e Pintus E (2021) Extractos de plantas como aditivos alternativos para a preservação do esperma. *Antioxidantes*, **10**: 1-12

Sabeti P, Pourmasumi S, Rahiminia T, Akyash F e Talebi AR (2016) Etiologias do stress oxidativo dos espermatozóides. *International J. Reproductive Biomedicine*, **14**: 231-240.

Salamon BS e Leboeuf B (2000) Production and storage of goat semen for artificial insemination (Produção e armazenamento de sémen de cabra para inseminação artificial). *Animal Reproduction Science*, **62**: 113-141.

Salamon S e Maxwell WM (1995) Frozen storage of ram semen II. Causas de baixa fertilidade após inseminação cervical e métodos de melhoramento. *Animal Reproduction Science*, **38**: 1-36.

Sariözkan S, Bucak MN, Tuncer PB, Ulutaş PA e Bilgen A (2009) A influência da cisteína e da taurina nos parâmetros de stress microscópico-oxidativo e na capacidade de fertilização do sémen de touro após a criopreservação. *Cryobiology*, **58**: 134-138.

Sasaki M, Kato Y, Yamada H e Terada S (2005) Desenvolvimento de um novo meio de congelação de soro para células de mamíferos utilizando a proteína da seda sericina. *Biotecnologia e Bioquímica Aplicada*, **42**: 183-188.

Shannon P e Vishwanath R (1995) The effect of optimal and suboptimal concentrations of sperm on the fertility of fresh and frozen bovine semen and a theoretical model to explain the fertility differences. *Animal Reproduction Science*, **39**: 1-10.

Sheshtawy RIE, Sisy GAE e Nattat WSE (2015) Efeitos de diferentes concentrações de sacarose ou trealose na qualidade pós-descongelação do sémen de bovinos. *Asian Pacific J. Reproduction*, **4**: 26-31.

Silva ECB, Arruda LCP, Silva SV, Souza HM e Guerra MMP (2016) Altas concentrações de resveratrol ou quercetina reduzem o índice de oscilação do sêmen caprino congelado. *Arquivos Brasileiro de Medicina Veterinária e Zootecnia*, **68**: 1237-1243.

Singh I e Balhara AK (2016) Novas abordagens em programas de inseminação artificial de búfalos com especial referência à Índia. *Theriogenology*, **86**: 194-199.

Singh P, Agarwal S, Singh H, Singh S, Verma PK, Butt MS e Sharma U (2020) Efeitos do ácido ascórbico como aditivo antioxidante do sémen na criopreservação do sémen bovinos cruzados. *International J. Current Microbiology and Applied Sciences*, **9**: 3089-3099.

Singh VK, Atreja SK, Kumar R, Chhillar S e Singh AK (2011) Avaliação de Ca2+ intracelular, AMPc e 1,2-Diacilglicerol em espermatozóides de búfalo (Bubalus bubalis) criopreservados com suplementação de taurina e trealose no extensor. *Reprodução em animais domésticos*. **47**: 584 -590.

Sion B, Janny L, Boucher D e Grizard G (2004) A ligação da Anexina V à membrana plasmática prevê a qualidade dos espermatozóides humanos criopreservados. *International J. Andrology*, **27**: 108-114.

Srinivas M, Sreenu M, Srilatha CH, Rao KB, e Naidu KS (2016) Sémen descartado durante diferentes fases de criopreservação em touros Ongole (Bos indicus). *J.*

Veterinary Science and Technology, **7**: 1-8

Stefan B (2023) Epicatechin prevents cryo-capacitation of bovine spermatozoa through antioxidant activity and stabilization of transmembrane ion channels. *International J. Ciências Moleculares*, **24**: 1-9.

Sudano MJ, Crespilho AM, Fernandes CB, Martins Junior A, Papa FO, Rodrigues J, Machado R, Landim-Alvarenga FC (2011) Uso da inferência bayesiana para correlacionar a produção in vitro de embriões e a fertilidade in vivo em touros zebuínos. *Veterinary Medicine International*, **(4)**: 1- 6.

Thibier M (2005) As aplicações zootécnicas da biotecnologia na reprodução animal: métodos actuais e perspectivas. *Reprodução, Nutrição, Desenvolvimento*, **45**: 235-242.

Tominaga H, Kodama S, Matsuda N, Suzuki K e Watanabe M (2004) Involvement of reactive oxygen species (ROS) in the induction of genetic instability by radiation. *J. Radiation Research*, **45**: 181-188

Tsujimoto K, Takagi H, Takahashi M, Yamada H e Nakamori S (2001) Cryoprotective effect of the serine-rich repetitive sequence in silkprotein sericin. *J. of Biochemistry*, **129**: 979- 986.

Tvrda E, Tusimova E, Kovacik A, Paal D, Libova L e Lukac N (2016) Efeitos protectores da quercetina em biomarcadores oxidativos selecionados em espermatozóides de bovinos submetidos a ascorbato ferroso. *Reprodução nos Animais Domésticos*, **51**: 524-537.

Tvrda E, Lukáč N, Lukáčová J, Jambor T, Hashim F, Massányi P (2014) Efeitos in vitro dependentes da dose e do tempo da quercetina na atividade dos espermatozóides bovinos e na produção de superóxido. *Folia veterinaria*, **58**: 224-230

Tvrda E, Mackovich A, Greifova H, Hashim F e Lukac N (2017) Efeitos antioxidantes do licopeno na sobrevivência do esperma bovino e no perfil oxidativo após a criopreservação. *Veterinární Medicína*, **62**(8): 429-436.

Uysal O, Bucak MN, Yavas I e Varish O (2007) Effect of various antioxidants on the quality of frozen-thawed bull semen. *J. of Animal and Veterinary Advances*, **6**: 1362-1366.

Valko M, Leibfritz D, Moncol J, Cronin MT, Mazur M e Telser J (2007) Free radicals and antioxidants in normal physiological functions and human disease. *International J. Biochemistry and Cell Biology*, **39**: 44-84.

Varghese O, Dhami AJ, Hadiya KK, Patel JA e Parmar SC (2015) Role of antioxidants cysteine and taurine in tris egg yolk based extender for cryopreservation of surti buffalo semen. *Indian J. of Animal Reproduction*, **36**.

Veerkamp RF, and Beerda B (2007) Genetics and genomics to improve fertility in high producing dairy cows. *Theriogenology*, **68**: 266-273.

Vipul B, Dagar K, Nayak S, Kumaresan A, Kumar R e Datta TK (2020) Uma maior abundância de glicanos ligados a O confere uma vantagem selectiva aos espermatozóides de búfalo altamente férteis para a evasão imunológica dos neutrófilos. *Frontiers in Immunology,* **11**: 1-22.

Visconti P e Kopf G (1998) Regulation of protein phosphorylation during sperm capacitation.
Biology of Reproduction, **59**: 1-6.

Vishmanath R (2003) Artificial insemination: the state of the art. *Theriogenology*, **59**: 571-584.

Wafa WM, El-Nagar HA, Hussein YS e Saeed AM (2021) Efeito de diferentes fontes antioxidantes adicionadas ao extensor de sémen de búfalo durante a criopreservação na congelabilidade e fertilidade dos espermatozóides de búfalo. J. Animal Health and Production, **9**: 222-228.

Wang S, Yao J, Zhou B, Yang J, Chaudry MT, Wang M, Xiao F, Li Y e Yin W (2018) Efeito bacteriostático da quercetina como alternativa antibiótica in vivo e o seu mecanismo antibacteriano in vitro. *J. de Proteção Alimentar*, **81**: 68-78.

Watson PF (1995) Desenvolvimento recente e conceitos na criopreservação de espermatozóides e avaliação da sua função pós-descongelamento. *Reproduction Fertility and Development*, **7**: 871-891.

Windsor DP (1997) Função mitocondrial e fertilidade do esperma de carneiro. Reproduction, Fertility and development, **9**: 279-284.

Yadav H (2016) Studies on effect of cholesterol loaded cyclodextrin on freezability and capacitation status of Hariana bull spermatozoa. *Tese de doutoramento,* UP Pt. Deen Dayal Upadhyaya Pashu Chikitsa Vigyan Vishwavidyalaya Evam Go-Anusandhan Sansthan, Mathura.

Yanez-Ortiz I, Catalán J, Rodríguez-Gil JE, Miró J, e Yeste M (2022) Advances in sperm cryopreservation in farm animals: cattle, horse, pig and sheep. *Animal Reproduction Science*, **246**: 106904.

Yangngam Y, Chapanya S, Vongpralub T, Boonkum W, e Chankitisakul V (2021) Effect of semen extender supplementation with sericin on post-thaw dairy bull quality and lipid peroxidation. *Jornal Checo de Ciência Animal*, **66**: 13-20.

Yeste M, Estrada E, Rocha LG, Marín H, Rodríguez-Gil JE e Miró J (2015) A criotolerância dos espermatozóides de garanhão está relacionada com a produção de ROS e o potencial de membrana mitocondrial e não com a integridade do núcleo do esperma. *Andrologia*, **3**(2): 395-407.

Yeste M. 2016. Atualização da criopreservação de esperma: Criodano, marcadores e factores que afectam a congelabilidade do esperma em suínos. *Theriogenology*, **85**: 47-64.

Yimer N, Muhammad N, Sarsaifi K, Rosnina Y, Wahid H, Khumran AM e Kaka A (2015) Efeito da suplementação de mel em extensor tris na criopreservação de espermatozóides de touro. *Malaysian J. Animal Science*, **18**: 47-54.

Yoon SJ, Rahman MS, Kwon WS, Park YJ e Pang MG (2016) A adição de crioprotector altera significativamente o proteoma do esperma epididimal. *PLoS One*, **11**: 1-15.

Zribi N, Chakroun NF, Ben Abdallah, F, Elleuch H, Sellami A, Gargouri J, Rebai T, Fakhfakh F e Keskes LA (2012) Efeito do processo de congelação-descongelação e da quercetina na sobrevivência do esperma humano e na integridade do ADN. Cryobiology, **65**: 326-331.

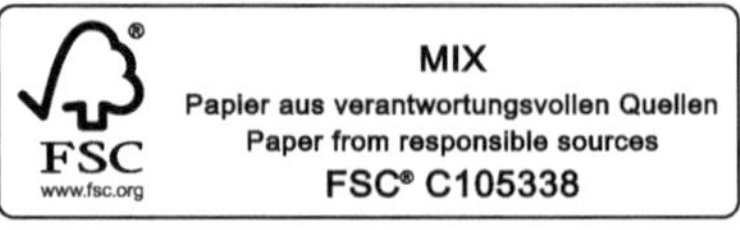

Printed by Books on Demand GmbH, Norderstedt / Germany